主编

罗兴洪

赵 霞

中国药酒丛书

养生保健用药酒

丁酉八月
邢志海

（第2版）

中国医药科技出版社

内容提要

本书根据中医药理论，收集了古今有关益气、补血、养阴、壮阳、健脑益智、祛病强身、延年益寿，治疗不孕不育，治疗阳萎、遗精、早泄等有关养生保健的常用药酒经方、验方、名方、秘方。每个酒方按【处方】【制法】【功能主治】【用法用量】【处方来源】为序排列，特殊情况还附有【附记】。各处方剂量均换算成现代重量和容量单位，配制方法一般按家庭配制法介绍，以利广大读者制作药酒时参考，同时也可适用于从事药酒科研者、生产者作参考。

图书在版编目（CIP）数据

养生保健用药酒 / 罗兴洪，赵霞主编 . —2 版 . —北京：中国医药科技出版社，2018.1

（中国药酒丛书）

ISBN 978-7-5067-9737-5

Ⅰ . ①养… Ⅱ . ①罗… ②赵… Ⅲ . ①药酒 – 验方 Ⅳ . ① R289.5

中国版本图书馆 CIP 数据核字（2017）第 284042 号

美术编辑	陈君杞
版式设计	锋尚设计
出版	中国医药科技出版社
地址	北京市海淀区文慧园北路甲 22 号
邮编	100082
电话	发行：010-62227427　邮购：010-62236938
网址	www.cmstp.com
规格	710×1000mm　¹/₁₆
印张	13
字数	214 千字
初版	2011 年 7 月第 1 版
版次	2018 年 1 月第 2 版
印次	2018 年 1 月第 1 次印刷
印刷	三河市国英印刷有限公司
经销	全国各地新华书店
书号	ISBN 978-7-5067-9737-5
定价	32.00 元

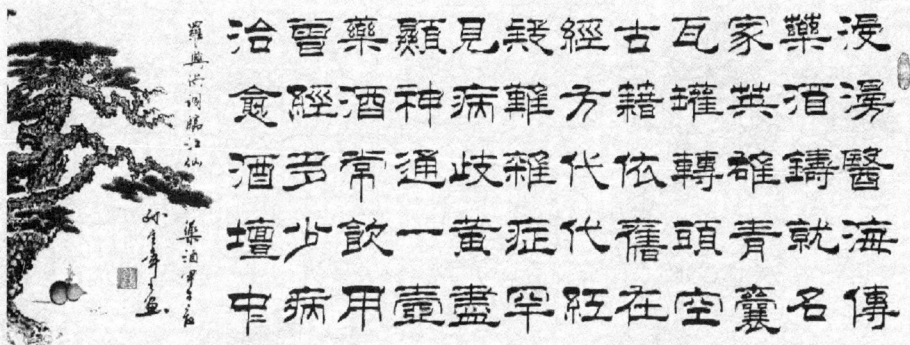

随着工作经历的增多和年岁的增长，喜交朋友的我，朋友也越来越多起来。朋友多了，就难免会时时聚聚，其间不乏好饮两杯者，也有不少酒后吟诗高歌之人、挥毫泼墨之士，与他们把酒言欢，也会偶沾一点文气，倒也其乐融融。

在相聚饮酒的朋友之中，遇到过两个与众不同的人。一个是"诗、书、画、印、文"五才皆备的邱教授，他每次聚会，都自带一瓶酱香型酒，他说，菜可以差点，但酒一定要喝好酒，喝差酒，伤身体，得不偿失。因此每次聚会，他都是旁若无人的喝自己的酒，因人人知道他这一习性，习以为常，见惯也就不惊了。喝酒要喝好酒，泡药酒也要用好酒，不过泡药酒还是以清香型的好，鲜有用酱香酒泡药酒者。

还有一位"老先生"，初次见面，见他红光满面、皮肤细嫩，满头乌发，油光可鉴，脸上绝无岁月留下的皱痕。我以为他是我的同龄人，哪曾想，他可是退休多年，年近古稀（70岁）的"老先生"。这位老先生每次参加聚会，总是带一瓶约二两装的自制药酒，大家饮酒时，他总是先喝了自带药酒，才根据聚会氛围，或多或少的饮用桌上的白酒。他说他自制药酒并天天饮用已十多年，现在感觉精神很好，身体功能犹如三四十岁之人，这些全得力于药酒之功。

今年年初我到海南出差，遇到在当地工作的一位朋友，他是 20 世纪 80 年代学西医出身，以前对中医并不怎么认同，后来随着年岁的增长，发现西医并不能解决一些体质问题。前几年我送了一本我编写的《古今药酒大全》给他，他研究了我那本《古今药酒大全》，从中选了一个方在家里泡酒，每天晚上小喝一杯，几年过去了，他发现自己又焕发了青春，现在感觉身体状况又回到了二三十岁时的样子。

当得知我所编写的书能给一些人带来健康和乐趣时，我从心里感觉到由衷的高兴。他在讲我为人类的健康做了一些贡献时，也讲那本书内容涉及面太广，对于一些不是学医学药的人来说，可能在选方时存在一定的难度，如果能将《古今药酒大全》分册出版就更好了。

因此我就计划重新编撰《中国药酒丛书》，我将《古今药酒大全》和 2011 年主编出版的《中国药酒系列丛书》文稿进行了认真的校对，并结合近些年我在药酒方面的研究和体会，对书稿进行了重新的增补、修改和调整。与第 1 版相比，作了如下修改：

❶ 分类更为规范合理。根据药酒的功能主治，将以前一些分类不合理的药酒，进行了重新调整，分类更趋合理，编排亦做了相应的改进。

❷ 在《内科治疗用药酒》一书中，增加了癌症用药酒一节。

❸ 对以前的一些错误进行了修改，如剂量单位、制法、药味、白酒量。

❹ 为了尊重原作者，同时也是为了读者查阅方便，每个药酒方均标明处方来源，对指导读者配制、生产和正确应用药酒具有重要意义。

❺ 根据读者的反馈意见，结合临床用药经验，对原版中一些内容进行了修改、补充和完善，使得一些内容更加简练、精准、新颖。

❻ 对书名进行了必要的调整，如将《风湿痹疼用药酒》改为《风湿骨伤用药酒》，将《养颜美容用药酒》改为《美容养颜妇儿用药酒》，通过这样的调整，书名更能体现内容，名实更为相符。

本丛书为一套五本，分别为《养生保健用药酒》《内科治疗用药酒》《风湿骨伤用药酒》《美容养颜妇儿用药酒》《皮肤外科用药酒》，这套药酒丛书所收载的药酒方种类齐全，制作方法除介绍现在家庭泡酒方法外，还保留了传统的制作药酒的方法，我希望本丛书能给读者朋友的养生保健带来帮助，并有助于药酒的科研工作者和中医药传统文化爱好者对我国药酒的研究。

我写作的目的一是为了学习，二是为了将以前的学习、工作、生活作一总结，三是为了更好地指导未来的学习、工作和生活。而"以工作为乐、以学习为乐、以助人为乐"一直是我的行为准则，故自号为三乐堂堂主。继承、宣传和弘扬中医药文化，让更多的人了解中医药、认识中医药、让中医药更好地为人类的健康事业服务，是我的夙愿。我希望读者阅读此书后，能够根据需要，选择一些合适的药酒方，在家里自制药酒，让中医药为我们的健康服务。然而因受知识面和写作水平所限，其中难免有失偏颇、错误遗漏之处，还望读者海涵和行家斧正。

兴 洪

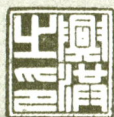

二〇一七年初秋于金陵

第 1 版序

　　漫漫医海传药酒，铸就名家英雄。瓶瓶罐罐转头空，古籍依旧在，经方代代红。疑难杂症罕见病，中医尽显威风。一壶药酒频饮用，古今多少病，治愈酒坛中！

　　我与药酒结缘，是 1991 年在成都中医药大学读书时。我老家在川西农村，那里山高雨多，湿气较重，父老乡亲劳作艰苦，因风湿而腰膝酸软疼痛者甚众。于是我去请给我们上《方剂学》的方显树教授处方治疗。方教授认为治疗腰膝酸软疼痛需要较长的时间，为了服用方便，最好用药酒治疗。我拿着方教授开的药酒回去，患病乡亲们使用后均感效果很好，并在老家周围数十里流传，造福了一方百姓。我工作后，在南京、烟台等地，还用过这个药酒为人治疗，均有立竿见影之效。

　　但真正接触药酒是 1995 年我在四川省中医药研究院中医研究所工作时，那时我们单位的医院制剂中就有四五种药酒，用能装三五百斤酒的大瓷坛浸泡着，销量较好的有"骨科一号酒""骨科二号酒""风湿酒"等等。每个月我们都要分装一两次药酒送到药房销售，由于这些药酒安全、有效、使用方便，而深受患者青睐，常常供不应求。

　　也许是我与中医药真有着不解之缘，记得小学一年级的那个"六一"儿童节，我所获得的"三好学生"奖品就是图书《李时珍》，考大学时，在众多的学校与专业中，我考中了中药学专业。毕业后在四川省中医研究所工作了五年，从事中药的研究并有幸与许多名老中医接触，从而获得了向他们请教中医临床防病治病的良机。

　　2000 年我离开成都到南京、海南等地工作，但我一直没有放弃过对中医药的学习和研究，先后主持或参与研究开发了数个中药新药，并主编出版了《中药制剂前处理新技术与新设备》《中药制剂新技术与应用》《药食本草》《中国药酒精粹》《古今药酒大全》《活到天年的智慧》等与中医药有关的学术专著。特别是《中国药酒精粹》和《古今药酒大全》两书出版后，获得了广大读者的好评，同时也收到部分热心读者提出的宝贵意见和建议，并期待我有更多的作品问世。

应广大读者的要求，我们通过对药酒经方、时方、验方的收集整理研究，按照药酒的功能，分为《养生保健用药酒》《养颜美容用药酒》《风湿痹痛用药酒》《内科治疗用药酒》《皮肤外科用药酒》五大类编撰了此药酒系列丛书，希望能满足具有不同需求的人群，对其养生保健和防病治病有所裨益，同时也希望能对教学、临床、药酒制作和新药研究选方有所帮助，若此，则善莫大焉。但由于知识面和写作水平有限，时间也较为仓促，错误和疏漏之处在所难免，恳请广大读者批评斧正。

兴洪于北京安定门
2011 年夏

目录

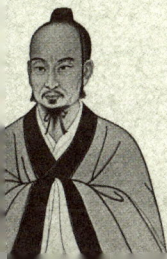

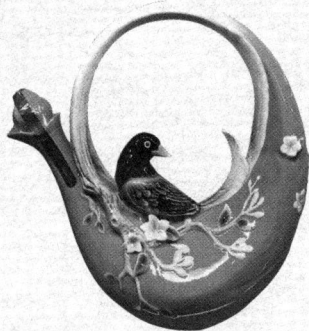

第四节　补肾壮阳类药酒 / 047

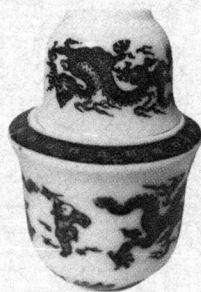

第三章　健脑益智药酒
067

第四章　祛病强身药酒
073

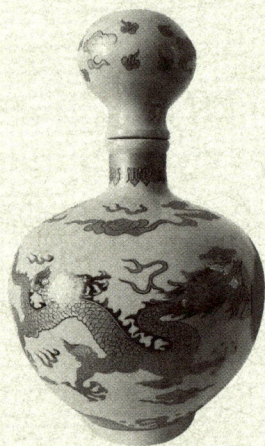

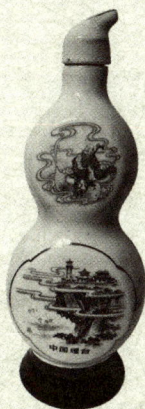

第五章　延年益寿药酒
115

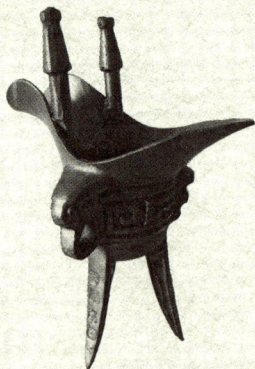

第六章　不孕不育用药酒

第一节　男子不育用药酒 / 140

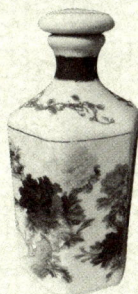

第七章 性功能障碍用药酒

157

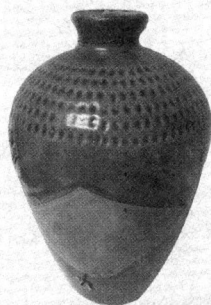

第二节　遗精用药酒 / 176

第三节　早泄用药酒 / 182

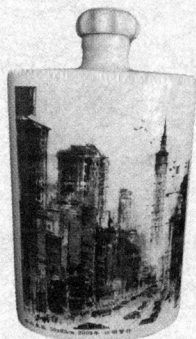

第一章

药酒总论

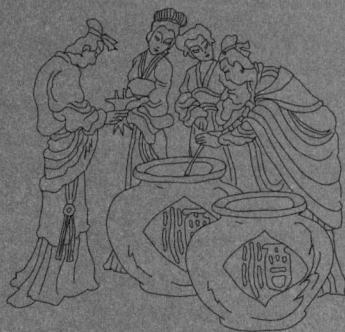

任何一种药材都不能直接应用于患者，必须制成适合于患者应用的形式，方能用以防病治病，这种形式即是剂型，药酒是一种传统的剂型。

药酒在《中国药典》中称为酒剂，系指药材用蒸馏酒提取制成的澄清液体制剂。

远在夏禹时代（公元前2000多年），我们的祖先就已学会酿酒，发现酒的作用，利用多种药物制成药酒治病，同时发现了曲（酵母），曲剂具有健脾开胃、消积化滞的功效。商代之前（公元前1766年），"伊尹以亚圣之才撰用神农本草，以为汤液"。可见现今仍在应用的汤剂、酒剂早在夏商时就已形成并应用。

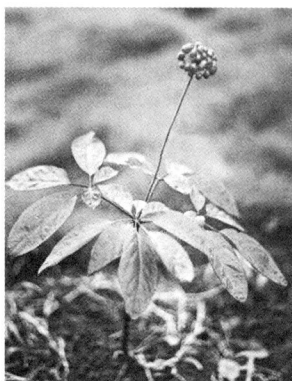

随着我国经济的发展、社会的进步，人们的保健意识不断加强，有许多人希望能在家里制作一些药酒，但不知道选择什么样的药材，使用什么样的酒，如何制作药酒，如何服用药酒，服用药酒应该注意哪些事项？为此我们按照药酒的功能分5本书介绍古今的一些药酒配方，即《养生保健用药酒》《美容养颜妇儿用药酒》《风湿骨伤用药酒》《内科治疗用药酒》《皮肤外科用药酒》，希望能对相信中医药、重视保健的人有所帮助。

一、使用药酒的优点

中国药酒的应用延绵数千年，且越来越多的人至今仍选用药酒，是因为药酒的许多独特的优点和特点。

1. 酒有协同作用，可以提高疗效

药酒是一种加入中药的酒，而酒本身就有一定的保健作用，它能促进人体胃肠活动，帮助消化吸收，增强血液循环，促进组织代谢，增加细胞活力作用。所以中医认为其性热，走而不守，既有调和气血、贯通络脉之功，又有振阳除寒、祛湿散风之效。

2. 有利于有效成分的溶出

酒是一种良好的有机溶媒，其主要成分是乙醇，有良好的穿透性，易于进入药材组织细胞中，可以把药材里的大部分水溶性成分以及水不能溶解、需用非极性溶解的有机物质溶解出来，能更好地发挥中药原有的综合作用，服用后又可借酒的宣行药势之力，促进药物疗效最大程度地迅速发挥。

3. 适应范围广

可按不同的中药配方，制成各种药酒来治疗不同的病症，凡临床各科200余种常见病、多发病和部分疑难病症均可疗之。此外药酒既可治病防病，又可养生保健、美容润肤，还可作病后调养。日常饮用得当还可延年益寿。

4. 口感好，人们乐于接受

一杯口味醇正、香气浓郁的药酒，既没有古人所说的"良药苦口"的烦恼，也没有现代打针输液的痛苦，给人们带来的是一种佳酿美酒的享受，所以人们乐意接受。

5. 吸收迅速，起效快

饮用药酒后，吸收迅速，可及早发挥药效。因为人体对酒的吸收较快，药物之性（药力）通过酒的吸收而进入血液循环，周流全身，能较快地发挥治疗作用。

6. 剂量小，便于服用

药酒方中，虽然药味庞杂众多，但制成药酒后，其药物中有效成分均溶于酒中，剂量较之汤剂、丸剂明显缩小，服用起来也很方便。

7. 制作方便

药酒制作方便，只需要有能密封的合适容器，将药材浸泡在酒中密封最短7至15天即可制成，一般家庭均可以制作。

8. 稳定性好

由于酒有防腐、消毒作用，可以防止细菌的滋生，提高药酒的稳定性。当药酒含乙醇40%以上时，可延缓许多药物的水解，增强其稳定性。

用酒浸药，不仅能将药物的有效成分溶解出来，使人易于吸收，由于酒性善行，能宣通血脉，还能借以引导药物的效能到达需要治疗的部位，从而提高药效。另外，药物酒渍不易腐坏，便于保存，可以随时饮用。因此药酒为历代医家和患者所喜爱。

二、正确选用药材

目前的中药千差万别，所选择的中药如果不好，不仅不能起到治疗或养生保健的作用，反而还有可能对人体的健康有害。

1. 选择品质好的道地药材

道地药材是指在一特定自然条件、生态环境的地域内所产的药材，因生产较为集中，栽培技术、采收加工也都有一定的讲究，以致较同种药材在其他地区所产者品质佳、疗效好。道地，也代表了质量地道，也即功效地道实在，确切可靠。

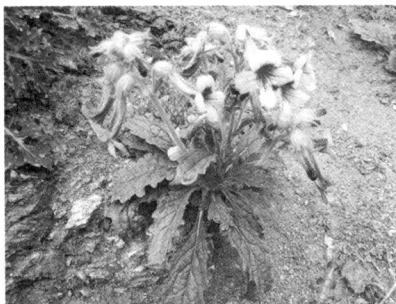

道地药材被视为古代中医辨别优质中药材的独具特色的标准，也是我国中药行业一个约定俗成的中药质量概念。

同种异地出产的药材，在质量上有明显差异，如人参、地黄、杜仲、当归等，产地不同药效差异很大，常把某地出产的药材称为"道地药材"，而其他产地出产的则叫"非道地药材"；产于浙江的贝母，叫浙贝母、大贝母或象贝母，长于清肺祛痰，适用于痰热蕴肺之咳嗽；而产于四川的川贝母，长于润肺止咳，治疗肺有燥热之咳嗽、虚劳咳嗽。选用泡药酒用的中药材时，尽可能选用道地药材。常常得到人们赞誉的如甘肃的当归，宁夏的枸杞子，四川的黄连、附子，内蒙古的甘草，吉林的人参，山西的黄芪、党参，河南的牛膝、地黄、山药、菊花，江苏的苍术，云南的茯苓、三七等。

2. 选择规范的炮制品

中药通过炮制，可以起到如下作用。

（1）增强疗效：活血通络、调经止痛、祛风除湿之药多用酒制以助归经入血分增效，如当归、川芎、威灵仙等；疏肝理气、活血祛瘀、行气止痛之药多用醋制入肝以助功效，如元胡、香附、柴胡、乳香等；强腰膝、补肝肾、固精壮阳、滋阴泻火之药多用盐制下行入肝肾以增药效，如杜仲、巴戟天、小茴香、知母等；止咳化痰、温胃止呕之药多用姜制，以助归脾胃经增效，如黄连、竹茹、厚朴、草果等。

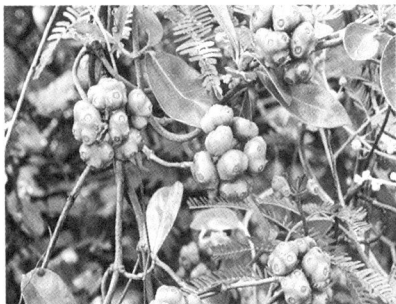

（2）降低毒副作用：川乌、草乌、附子、马钱子生用有毒，经用辅料甘草和黑豆煎煮加工后，可祛除其毒性，才能内服。

（3）改变药性：如生首乌有生津润燥、滑肠通便等作用，但经黑豆汁蒸煮后，却有补肝肾、益精血、乌须发的功能。

（4）有利于有效成分溶出：如石膏、自然铜、龙骨、牡蛎、石决明、穿山甲等，这类药物质地坚硬，难于粉碎，不便制剂和调剂，而且在短时间内也不易煎出有效成分，因此必须经过炮制，采用煅、煅淬、砂烫等炮制方法使质地变为酥脆，才易于粉碎，从而使有效成分易于煎出。

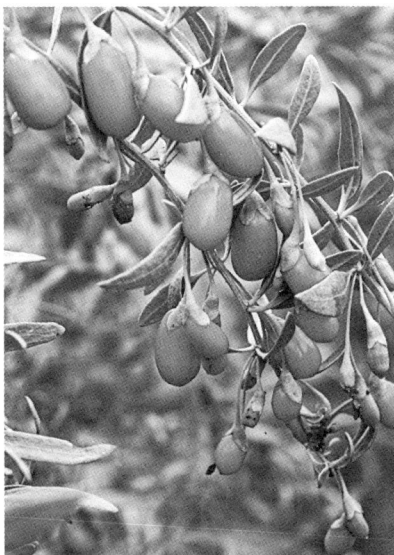

中医学认为，每种药物都具有一定的特性，或偏于寒或偏于热，或升或降，或苦或咸，或归经不同。利用此不同的特性，补偏救弊，调整机体阴阳气血的偏胜偏衰，恢复生理平衡而达治疗疾病的目的。这些不同的特性统称为药性理论，内容包括四气五味、升降浮沉、归经等，是药物本身固有的。然而，通过对中药进行加工炮制，或制其形，或制其性，或制其味，或制其质，可以调整或改变药性，或降其毒，或纠其偏，或增其效，或攻其专等，取其所需满足临床用药。

三、正确选用酒

古人的药酒与现代的药酒具有不同的特点：①古代药酒多以酿制的药酒为主；②基质酒多以黄酒为主，黄酒酒性较白酒为缓和。

一般来讲，现代家庭药酒的制作中，对于药酒基质酒的选择，应根据个人身体情况来选。通常认为浸泡药酒多以40°～60°的米酒或优质白酒较合适，对于专业药厂也多采用50%～60%的白酒。其依据是：乙醇浓度若过低则不利于中药材中有效成分的析出，而乙醇浓度过高，则可能导致水溶性成分难以溶出，且服用时因乙醇浓度太高而服用困难。对于酒量较小的人或病情的原因，也可以采取40°左右的低度白酒、黄酒、米酒或果酒为溶剂，但浸出的时间要适当延长，或复出次数适当增加，以保证药物中有效成分的溶出。

外用药酒度数可以偏高一些，用65°、70°或75°的均可，度数高有利于有效成分穿透皮肤、黏膜进入人体发挥作用。

四、家庭药酒的制作方法

　　首先要选择合适的容器，一般选择能密封的陶瓷罐、玻璃瓶等，因为这样的容器是惰性的，不会与酒或药物发生反应。盛装药酒的容器，一定要保证清洁干净，可以在盛装药酒前，用开水烫一烫，或用75%乙醇进行消毒。

　　家庭制作药酒，采用浸泡法。将炮制好的药材洗净，放入准备好的瓶或罐中，第一次加入8～10倍量的酒，密封浸泡7天以上，即可取出服用，在取出服用过程中，可以继续不断添加不超过10倍量的酒。而如果是外用药酒，则以3～5倍较好，这样制成的药酒浓度高，有利于外用时有足够的用药剂量，起到治疗作用。

　　所用药材如能切成薄片最好，如果泡酒容器比较大，药材本身比较小或是贵重的药材，如人参、天麻、虫草、贝母、阿胶、枸杞子等也可以不切片，直接放入，浸泡的时间稍微长一些即可，如浸泡半个月或一个月，再粗大的药材，其有效成分也基本可以浸出来了。

　　储存药酒的位置，应选在阴凉处，温度在10～25℃为宜，且放置位置的温度变化不应过大。同时，药酒不能与煤油、汽油及腥、臭等怪味较大、刺激味较浓或其他有毒物品放置在一起，避免药酒串味，影响服用。并注意防火，不要将药酒与蜡烛、油灯等物品放置一起。

　　夏季贮存药酒时，要避免药酒被阳光直接照射，因为药酒中有些成分遇到强光会发生分解。若被强烈的阳光直接照射，会造成药酒内有效成分的损失，使药物的功效降低。在冬季时，要避免药酒因受冻而变质，温度不应低于-5℃。

五、药酒的使用方法

　　药酒的使用方法，一般可分为内服和外用两种。但有的药酒既可内服，也可外用。外用法，一般按要求使用即可，但对于内服药酒，则需注意以下几点。

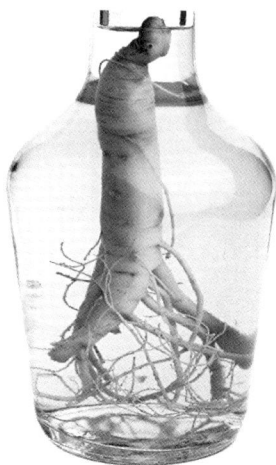

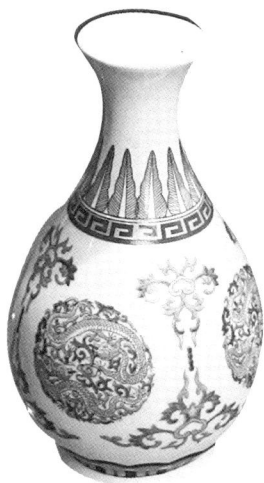

1．饮量适度

服用药酒，要根据本人的耐受力，适量饮用，一般每次饮用10~30ml即可。每日2~3次，或根据病情及所用药物的性质和浓度而做适当调整。总之饮用不宜过多且不能滥饮，要按要求而定。平时习惯饮酒的人服用药酒的量可稍高于一般人，但也要掌握好分寸，不能过度。少饮酒或不习惯饮酒的人服用药酒时则应从小剂量开始，循序渐进，逐步过渡到需要服用的量。而如果以用药剂量来考量，治疗类的药剂以每天相当于服用10~20g药的药酒较好，保健类长期服用的以5~10g药的药酒为度。外搽或外敷的，少量多次，尽可能多使用一些为宜。

对于这点比较重要，古今关于饮酒利害之争较多。宋代邵雍诗曰："人不善饮酒，唯喜饮之多；人或善饮酒，难喜饮之和。饮多成酩酊，酩酊身遂疴；饮和成醺酣，醺酣颜遂酡。"这里的"和"即是适度、适量，不能太过，过则伤害身体，饮之太少，不及，由于达不到剂量，而不能起到治疗或养身的作用。

2．喝药酒的时间

前人一般认为酒不可以在晚上喝。《本草纲目》上讲："人知戒早饮，而不知夜饮更甚。既醉且饱，睡而就枕，热拥伤心伤目。夜气收敛，酒以发之，乱其清明，劳其脾胃，停湿生疮，动火助欲，因而致病者多矣。"由此可见，之所以不主张晚上饮酒，主要因为夜气收敛，一方面所饮之酒不能发散，热壅于胃，有伤心损目的可能性；另一方面酒本为发散走窜之物，又扰乱夜间人气的收敛和平静，伤人之和。此外，在关于饮酒的节令问题上，也存在两种不同看法。一些人从季节温度高低而论，认为冬季严寒，宜饮酒，以温阳散寒。

现在研究表明，药酒在晚上喝较好，服用后睡下，以助于药酒的吸收，并降低对脑的损伤，但最好在睡前两个小时服用。

3．喝酒的温度

一些人主张冷饮，也有一些人主张温饮。主张冷饮的人认为，酒性本热，如果热饮，其热更甚，易于损胃。如果冷饮，则以冷制热，无过热之害。元代医学家朱震亨说酒"理直冷饮，有三益焉。过于肺入于胃，然后微温，肺先得温中之寒，可以补气；次

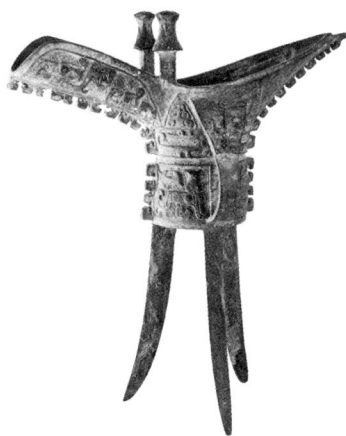

得寒中之温，可以养胃。冷酒行迟，传化以渐，人不得恣饮也。"但清人徐文弼则提倡温饮，他说酒"最宜温服""热饮伤肺""冷饮伤脾"。

实际上从临床的情况来看，酒虽可温饮，但不要热饮，热饮使酒的穿透力增强，对大脑的伤害较大，因此建议是常温服用。

4．辨证使用

根据中医理论，饮酒养生较适宜于老年人，气血运行迟缓的、阳气不振的，以及体内有寒气、有痹阻、有瘀滞的患者。药酒随所用药物的不同而具有不同的性能，用补者有补血、滋阴、温阳、益气的不同，用攻者有化痰、燥湿、理气、行血、消积等的区别，因而不可一概用之。体虚者用补酒，血脉不通者则用行气活血通络的药酒；有寒者用酒宜温，而有热者用酒宜清。特别是对于治疗性的药酒，更需要在临床医生的指导下辨证使用。

5．坚持饮用

由于在制作药酒时，常加药材10～20倍量的酒制作药酒，10ml药酒中只含0.5～1g药材，而常常每次服用在30～50ml，那相当于服用1.5～2.5g的生药，每天只能服用不足10g生药，而与一般常规每天服用20g生药相比，服用剂量较少。因此，为了能有效的保健和治疗，需要坚持饮用，古人认为坚持饮酒才可以使酒气相接。唐代大药学家孙思邈说："凡服药酒，欲得使酒气相接，无得断绝，绝则不得药力。多少皆以和为度，不可令醉及吐，则大损人也。"

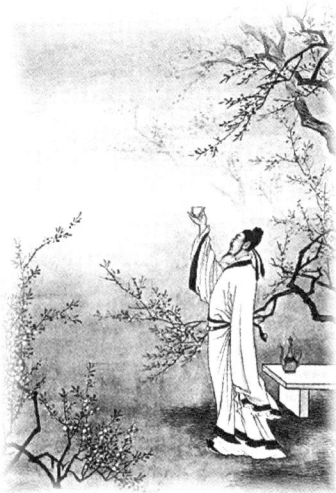

6．辨证使用

治疗药酒一定要适合病症，有针对性服用，不可几种治疗作用不同的药酒同时或交叉服用，以免影响疗效或引起不良反应。服补性药酒，也要适合自己的身体状况，要有针对性，不可乱饮，否则会适得其反，有碍健康。

7．要中病即止

用于治疗的药酒，在饮用过程中，应病愈即止，不宜长久服用，避免长期服用而造成对酒精的依赖性；滋补性药酒，也要根据自己的身体状况，适宜少饮，不可过量，以避免过量饮用而造成对身体的不必要的负担，未补却伤身。但对于养生保健用药酒，最好能长期服用。

六、服用药酒注意事项

酒本身就是药，也可以治病，与药同用，药借酒势，酒助药力，其效尤著，而且使适用范围不断扩大。因为药酒既有防病治病之效，又有养生保健、延年益寿之功，因而深受民众欢迎。但常人有云"是药三分毒"，药酒也不例外。如果不宜饮用或饮用不当，也会适得其反。因此注意药酒的各种禁忌和有节制的饮酒就显得尤为重要。

1. 适量而止

饮用时不宜过多，应适量饮用。凡服用药酒或饮用酒，要根据人的耐受力，要合理、适宜，不可多饮滥服，以免引起头晕、呕吐、心悸等不良反应。即使是补性药酒也不宜多服，如过量饮用含人参的补酒，可造成胸腹胀闷、不思饮食；多服了含鹿茸的补酒则可引起发热、烦躁，甚至鼻衄（即鼻出血）等症状。

2. 因人而宜

不宜饮酒的人不能饮用药酒。凡是药酒或饮用酒，不是任何人都适用的，不适用的，就要禁饮。如对酒精过敏的人群，还有孕妇、乳母和儿童等人就不宜饮用药酒，也不宜服用饮用酒。年老体弱者，因新陈代谢功能相对缓慢，饮酒时也应适当减量，避免给身体造成过重的负担。此外，对酒过敏的人或某些皮肤病患者也要禁用或慎用药酒。

3. 外用药酒，不能内服

凡规定外用的药酒，则禁内服。若内服的话，会引起头晕、呕吐，严重甚至会引起休克等不良反应，特别是含有剧毒中药的外用药酒，更不能内服。

七、药酒也可用水煎煮服用

制作药酒，一方面是有利于有效成分的浸出，提高疗效；另一方面则是为了使用方便。如果不会饮酒或不能饮酒的，可以选用相应的药酒方将药配齐后，直接用水煎煮服用，一样能达到治病防病的效果。

药酒是传统的有效剂型，在数千年的人类历史发展过程中，为我国人民的防病治病做出了较大贡献，我们需对流传下来的药酒进行去粗取精、去伪存真的筛选，并采用科学、规范的制作方法，才能使药酒发扬光大，为人类的健康事业作出更大的贡献。

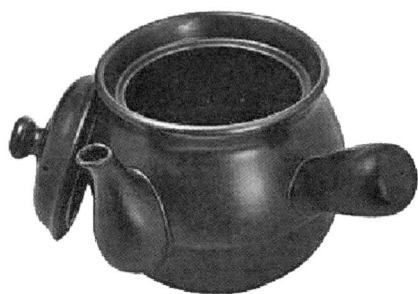

第二章 补益类药酒

第一节
益气类药酒

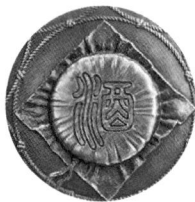

人体五脏六腑之气，为肺所主，来自中焦脾胃水谷之精气，由上焦宣发，输布全身，所以气虚多责之于肺、脾二脏。故补气药酒是为肺、脾气虚病症所设。适用于久病体虚、劳累、老年体弱等因素引起的脏腑组织功能减退所表现的证候。常见的主要表现为神疲乏力、声低（少气）、懒言、头晕、目眩、面色淡白、自汗怕风、大便滑泄、活动时诸症加剧、舌淡苔白、脉虚或虚大无力等，常用药酒如下。

十全大补酒

〔处　　方〕党参80g•炒白术80g•炒白芍80g•炙黄芪80g•白茯苓80g•当归120g•熟地黄120g•炙甘草40g•川芎40g•肉桂20g•蔗糖150g•白酒10L

〔制　　法〕将前10味粉碎成粉或切片，用白酒密封浸渍半月后，即可取之服用。

〔功能主治〕温补气血。用于气血两虚、面色苍白、气短心悸、头晕自汗、体倦乏力、四肢不温、月经量多等症。

〔用法用量〕口服：每次服15～30ml，日服2次。

处方来源　《药酒汇编》

〔附　　记〕《张八卦外科新编》十全大补酒，方中炙甘草、肉桂各用30g，余药各用80g，白酒1500ml，去蔗糖。余同上。用治气血双虚，而偏于阳虚有寒的多种病症，如气血虚弱所致的食少乏力、头晕、心悸、妇女崩漏、疮疡溃而不敛、脓水清稀等症。凡外感风寒、风热、阴虚阳亢者不宜服用此酒。

人参大补酒 I

〔处　　方〕红参15g•茯苓15g•蜜炙黄芪30g•玉竹30g•炒白术10g•炙甘草10g•白酒1L

〔制　　法〕将上药共研为粗末或切片，纱布袋装，扎口，置容器中，白酒浸泡。14日后即可取上清液饮用。

〔功能主治〕补气健脾。用于脾胃虚弱、精神疲倦、食欲缺乏、腹泻便溏。

〔用法用量〕口服：每次服10～15ml，日服2～3次。

处方来源　《临床验方集》

人参天麻药酒

〔处　　方〕人参40g•天麻210g•川牛膝210g•黄芪175g•穿山甲700g•红花28g•蔗糖850g•52°左右白酒10L

〔制　　法〕将前6味切片，置容器中，加入白酒，密封，浸泡30～40天后，即可开封饮用，酒尽加酒，味淡即止。

〔功能主治〕益气活血，舒筋止痛。用于气血不足、关节痛、腰腿痛、四肢麻木等。

〔用法用量〕口服：每次服10ml，日服2～3次。

❗ 注意事项：孕妇忌服。

处方来源　《药酒汇编》

人参天麻酒

〔处　　方〕人参15g•牛膝15g•天麻15g•炙黄芪30g•白酒1L

〔制　　法〕将上药共研为粗末，纱布袋装，扎口，白酒浸泡14天后，取出药袋，压榨取液。将榨取液与药酒混合，静置，过滤后装瓶备用。

〔功能主治〕补气健脾，舒筋活络。用于气虚血少、肢体麻木、筋脉拘挛或病后体虚。

〔用法用量〕口服：每次服10ml，日服2～3次。

处方来源　《临床验方集》

〔附　　记〕如伴有风湿痹痛者，配方中酌加羌活、独活、桂枝各10～15g。

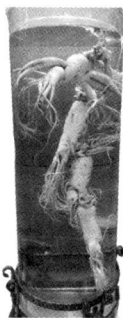

人参地黄酒

〔处　　方〕人参15g・熟地60g・蜂蜜100g・白酒1L

〔制　　法〕将上药切成薄片，一同置入干净容器中，白酒浸泡。容器密封，14天后开封。开封后过滤去药渣，再加蜂蜜，搅拌均匀，即可取之饮用。

〔功能主治〕气血双补，扶羸益智。用于气血不足、面色不华、头晕目眩、神疲气短、心悸失眠、记忆力减退。

〔用法用量〕口服：每次服15ml，日服2次。

处方来源　明・《景岳全书》

人参百岁酒

〔处　　方〕红参10g・熟地黄9g・玉竹15g・制首乌15g・红花3g・炙甘草3g・麦冬6g・蔗糖100g・白酒500ml

〔制　　法〕上药用上好白酒作为溶剂，置坛内密封，浸渍15天，加入蔗糖，搅拌溶解后，静置即得。

〔功能主治〕补养气血，乌须黑发，宁神生津。用于头晕目眩、耳鸣健忘、心悸不宁、失眠梦差、气短汗出、面色苍白、舌淡脉细弱者。

〔用法用量〕口服：每次服15～30ml，日服2次。

❗ 注意事项：高血压患者及孕妇慎饮此药酒。感冒时暂停取饮。

处方来源　《浙江省药品标准》

人参茯苓酒

〔处　　方〕人参30g・生地黄30g・白茯苓30g・白术30g・白芍30g・当归30g・川芎15g・龙眼肉120g・冰糖250g・高粱酒3L

〔制　　法〕将前8味共研为粗末或切片，入布袋，置容器中，加入白酒，密封，浸泡4～7天后，过滤去渣，取药液，加入冰糖，溶化后即可饮用。

〔功能主治〕气血双补，健脾养胃。用于气血亏损、脾胃虚弱、形体消瘦、面色萎黄。

〔用法用量〕口服：每次服15～30ml，口服2～3次，或适量徐徐饮之，
不拘时。

处方来源 《百病中医药酒疗法》

人参首乌酒

〔处　　方〕人参30g•制首乌60g•白酒1L

〔制　　法〕将上药切碎或切片，装纱布袋中，扎口，置干净容器中，
白酒浸泡。14天后过滤去渣取液，装瓶备用。

〔功能主治〕补气养血，益肾填精。眩晕耳鸣、健忘心悸、神疲倦怠、
失眠多梦，低血压、神经衰弱、脑动脉硬化等病而见有上
述症状者均可用之。

〔用法用量〕口服：每次服10ml，日服3次。

处方来源 《临床验方集》

〔附　　记〕方中人参，一般偏阳虚者用红参，偏阴虚者用生晒参，效
果更好。

人参酒 I

〔处　　方〕①人参30g•白酒500ml

②人参500g•糯米500g•酒曲适量

〔制　　法〕①冷浸法：即将人参入白酒内，加盖密封，置阴凉处，浸
泡7口后即可服用。酒尽添酒，味薄即止。

②酿酒法：即将人参压末，米煮半熟，沥干，曲压细末，
合一处拌匀，入坛内密封，周围用棉花或稻草保温，令其
发酵，10天后启封，即可启用。

〔功能主治〕补中益气，通治诸虚。用于面色萎黄、神疲乏力、气短懒言、
音低、久病气虚、心慌、自汗、食欲不振、易感冒等症。

〔用法用量〕口服：每次服20ml，每日早、晚各服1次。

处方来源 明•《本草纲目》

〔附　　记〕酒服尽，参可食之。临床证明，本药酒还可用于治疗脾虚
泄泻、气喘、失眠多梦、惊悸、健忘等症，效果亦佳。

八珍酒Ⅰ

〔处　方〕炒白术90g・全当归90g・人参30g・川芎30g・白茯苓60g・白芍60g・炙甘草45g・五加皮240g・小肥红枣120g・生地黄120g・核桃肉120g・糯米酒20L

〔制　法〕将前11味切薄片，入布袋，置容器中，加入糯米酒，密封，隔水文火加热约1小时后，取出，埋入土中5天以去火毒，取出静置21天后，过滤去渣，即可服用。现代简单做法，可将以上诸药切片后，加入酒中，密封静置浸泡一个月，即可取之服用。

〔功能主治〕气血双补，健脾利湿。用于食少乏力、易于疲劳、面色少华、头眩气短、月经量少、色淡、腰膝酸软等症。

〔用法用量〕口服：每次温服10～20ml，日服3次。

❗ 注意事项：如见热象，如口干、心烦、口舌生疮、舌赤者，不宜饮用此药酒。

处方来源　明·《万病回春》

〔附　记〕本方虽名八珍酒，但不同于八珍汤，而在八珍汤中加入五加皮、红枣、核桃肉。五加皮善祛风湿，壮筋骨。红枣健脾和胃，核桃肉温补肺肾，使本酒不但气血双补，并能祛风湿、除劳倦、强精神、悦颜色。

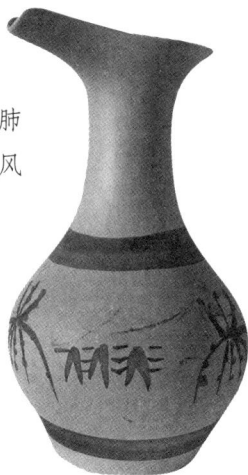

三圣酒Ⅰ

〔处　方〕人参20g・怀山药20g・白术20g・白酒500ml

〔制　法〕将前3味加工捣碎或切片，入布袋，置砂锅内，加入白酒，盖好，放文火上煮沸，待冷，加盖密封，置阴凉处，3天后开封，起药袋沥尽，再用细纱布过滤1遍，贮瓶备用。也可将以上3味药切片，加入白酒，密封浸泡半月，即可开封饮用。

〔功能主治〕大补元气，生津止渴，健脾和胃。用于体虚气弱、面黄肌瘦、气短、心慌、食欲不振等症。

〔用法用量〕口服：每次空腹温服10～20ml，每日早、中、晚各1次。

❗ 注意事项：阴虚火旺者，慎服。

处方来源 宋·《圣济总录》

〔附　　记〕凡属禀赋不足，或老年气虚而致脾胃虚弱者可常饮服。不善饮酒者，可用黄酒热浸。

大补药酒

〔处　　方〕党参100g•蜜黄芪100g•山药100g•炒白术100g•炒白芍80g•蜜甘草40g•当归100g•茯苓100g•盐杜仲100g•川芎40g•制黄精280g•制玉竹280g•蔗糖3.2kg•白酒32L

〔制　　法〕将前12味共制为粗末或切片，入布袋，置容器中，加入白酒，密封，浸泡10天后，加入蔗糖即可取用。

〔功能主治〕益气补血。用于气血两亏、倦怠乏力。

〔用法用量〕口服：每次温服10～15ml，每日2～3次。

❗ 注意事项：孕妇忌服。

处方来源 《新编中成药》

大黄芪酒

〔处　　方〕黄芪90g•桂心90g•巴戟天90g•石斛90g•泽泻90g•茯苓90g•柏子仁90g•干姜90g•蜀椒90g•防风60g•独活60g•人参60g•天雄（制）30g•芍药30g•附子（制）30g•乌头（制）30g•茵陈30g•制半夏30g•细辛30g•白术30g•黄芩30g•天花粉30g•山茱萸30g•白酒15L

〔制　　法〕将前23味共制为粗末或切片，入布袋，置容器中，加入白酒，密封，浸泡7～10天后即可取用。

〔功能主治〕益气助阳，健脾利湿，温经通络。用于内极虚寒为脾风。

阴动伤寒、体重怠堕、四肢不欲举、关节疼痛、不嗜饮食、虚极所致。

〔用法用量〕口服：初服30ml，渐渐增加，微醉为度，日服2次。

❗ **注意事项：** 忌食猪肉、桃、李、雀肉、生菜、生葱、炸物。

〔处方来源〕 唐·《备急千金要方》

〔附　　记〕《外台秘要》方中防风、独活、人参各为30g，余同上。

万金药酒

〔处　　方〕当归90g • 白术90g • 远志90g • 白茯苓90g • 紫草60g • 白芍60g • 生黄芪120g • 川芎45g • 甘草45g • 生地黄150g • 胡桃仁150g • 红枣150g • 龙眼肉150g • 枸杞子150g • 潞党参150g • 黄精210g • 五加皮210g • 白糖1500g • 蜂蜜1500g • 白酒20L

〔制　　法〕将以上各药切片，加入酒中，密封浸泡30天，加入白糖和蜂蜜，拌匀，即成。

〔功能主治〕益气健脾，温肾柔肝，活血通络。用于气血虚弱、肾阳不足所致的虚弱病症，如气短乏力、面色无华、食欲不振、头晕心悸、腰膝酸软无力等症。平素气血不足，偏于虚寒者，如无明显症状，也可饮用。

〔用法用量〕口服：根据个人酒量，每次服10～50ml，日服2～3次，或不拘时，适量饮用。

〔处方来源〕 《元会医镜》

长生固本酒

〔处　　方〕人参60g • 枸杞子60g • 怀山药60g • 五味子60g • 天冬60g • 麦冬60g • 生地黄60g • 熟地黄60g • 白酒5L

〔制　　法〕将前8味切碎，入布袋，置容器中，加入白酒，密封，置入锅中，隔水加热约半小时，取出，埋入土中数日以去火毒，取出，静置后，即可取用。也可将药加入白酒，密封半月，即可取出饮用。

〔功能主治〕益气滋阴。用于气阴两虚所致的四肢无力、易疲劳、腰酸腿软、心烦口干、心悸多梦、头眩、须发早白等症。

〔用法用量〕口服：每次服10ml，每日早、晚各服1次。

处方来源 明·《寿世保元》

〔附　　记〕凡体质偏气阴不足者，无明显症状亦可服用此酒，有保健养生之作用。

长春酒

〔处　　方〕炙黄芪9g · 人参9g · 白术9g · 白茯苓9g · 当归9g · 川芎9g · 姜半夏9g · 熟地黄9g · 肉桂9g · 橘红9g · 制南星9g · 白芍9g · 姜厚朴9g · 砂仁9g · 草果9g · 青皮9g · 槟榔9g · 苍术9g · 丁香9g · 木香9g · 沉香9g · 白豆蔻9g · 藿香9g · 木瓜9g · 五味子9g · 石斛9g · 杜仲9g · 薏苡仁9g · 枇杷叶9g · 炒神曲9g · 炙桑白皮9g · 炒麦芽9g · 炙甘草9g · 白酒10L

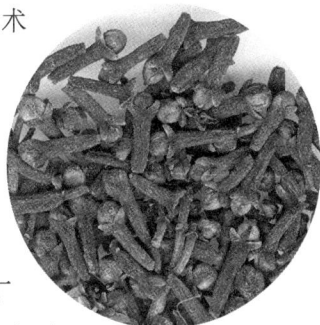

〔制　　法〕将前33味如常法炮制加工后，各按净量称准，混匀，等分为20包。每用1包，入布袋，置容器中，加入白酒10kg，密封，浸泡8～15天（按季节气温酌定）左右，即可服用。

〔功能主治〕益气养血，理气化痰，健脾和胃。用于气血不足、痰湿内盛、饮食不消所致的气短乏力、面色少华、食欲不振、胸闷痰多、呕逆、腹胀等症。

〔用法用量〕口服：每次服用10ml，每日2次。

❗ 注意事项：阴虚而有燥热表现者忌服。

处方来源 明·《寿世保元》

〔附　　记〕无明显症状、素体气血怯弱、湿盛而偏寒的人可常服此酒。

乌鸡参归酒Ⅰ

〔处　　方〕嫩乌鸡1只・党参60g・当归60g・白酒1L

〔制　　法〕将嫩乌鸡褪毛，去肠杂等，再将参、归洗净，切碎，纳入鸡腔内，用白酒和水1L，煎煮鸡和参、归，约煮至半，取出鸡，贮药酒备用。

〔功能主治〕补虚养身。用于虚劳体弱羸瘦、气短乏力、脾肺俱虚、精神倦怠等症。

〔用法用量〕口服：每次服50～100ml，兼食鸡肉，每日早、晚各服1次。

〔处方来源〕《民间百病良方》

双参酒Ⅰ

〔处　　方〕党参40g・人参10g・白酒500ml

〔制　　法〕将前2味切成小段（或不切），置容器中，加入白酒，密封，浸泡7天后，即可服用。

〔功能主治〕健脾益气。用于脾胃虚弱，食欲不振，疲倦乏力，肺虚气喘，血虚萎黄，津液不足等症。可用治疗慢性贫血、白血病、佝偻病等症，年老体虚者可经常服用。

〔用法用量〕口服：每次空腹服10～15ml，每日早、晚各服1次。须坚持常服。

〔处方来源〕《药酒汇编》

〔附　　记〕党参应选用老条党参为好。有方去人参，名党参酒，但疗效不如本方。

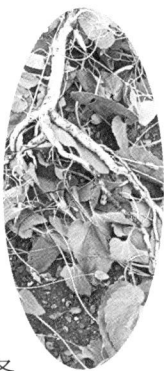

术苓忍冬酒

〔处　　方〕白术60g・白茯苓60g・杭菊60g・忍冬叶40g・白酒2L

〔制　　法〕将前4味共为粗末或切片，入布袋，置容器中，加入白酒，密封，浸泡7天后，开封，再添加冷开水1L，备用。

〔功能主治〕健脾燥湿、清热平肝。用于脾虚湿盛、脘腹痞满、心悸、目眩、腰脚沉重等症。

〔用法用量〕口服：每次空腹温服20~40ml，日服2次。

处方来源　《百病中医药酒疗法》

龙眼酒

〔处　　方〕龙眼肉200g・白酒1L
〔制　　法〕将上药置容器中，加入白酒，密封，浸泡15天后即可取用。
〔功能主治〕益气血，补心血，安神增智。用于思虑过度、劳伤心脾引起的惊悸、失眠、健忘、食少、体倦以及虚劳衰弱的气血不足症。
〔用法用量〕口服：每次服10~20ml，日服2次。

处方来源　《民间百病良方》

百益长春酒Ⅰ

〔处　　方〕党参90g・生地黄90g・茯苓90g・白术60g・白芍60g・当归60g・红曲60g・川芎30g・木樨花500g・龙眼肉240g・冰糖1500g・高粱酒12L
〔制　　法〕将前10味共研为粗末或切成薄片，入布袋，置容器中，加入高粱酒，密封，浸泡8~15天后，加入冰糖，溶化即成。
〔功能主治〕健脾益气，益精血，通经络。用于气血不足、心脾两虚之气少乏力、食少脘满、睡眠欠安、面色无华等症。气虚血弱、筋脉失于濡养、肢体运动不遂者亦可取用。
〔用法用量〕口服：每次服25~50ml，日服2~3次，或视个人酒量大小适量饮用。

处方来源　《中国医学大辞典》

虫草田七酒

〔处　　方〕冬虫夏草5g・人参10g・三七10g・龙眼肉30g・白酒1L
〔制　　法〕先将前3味药研为粗末或切片，与龙眼肉共置入容器中（或装入纱布袋），注入白酒，密封浸泡7天以上，过滤即得。

〔功能主治〕补气养血，宁心安神。用于久病体虚、气血
两亏、腰膝酸软、失眠等。

〔用法用量〕口服：每次服10～20ml，日服2次。

（处方来源） 《民间百病良方》

〔附　　记〕屡用有效。同时对心脏有一定的保健作
用，但不可贪杯多饮。

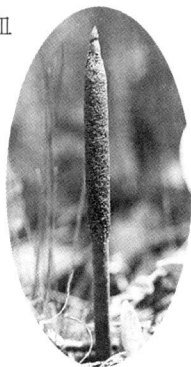

虫草补酒

〔处　　方〕冬虫夏草5g · 生晒参10g · 龙眼肉30g · 玉竹30g · 淫羊
藿15g · 白酒500ml · 黄酒500ml

〔制　　法〕将上药共研粗末或切成片，纱布袋装，扎口，置容器中，
再将白酒、黄酒混合后浸泡上药14天，即得。

〔功能主治〕补气益肺，补肾纳气。用于气虚咳喘、腰膝酸软。

〔用法用量〕口服：每次服20～30ml，日服2次。

（处方来源） 《民间百病良方》

扶衰仙凤酒

〔处　　方〕肥母鸡1只 · 大枣200g · 生姜20g · 白酒3L

〔制　　法〕将鸡褪毛，开肚去肠，清洗干净，切成数小块；将生姜切
薄片；大枣裂缝去核。然后将鸡、姜、枣置于瓦锅内，将
白酒全部倒入，用泥封固坛口。另用一大铁锅，倒入水，
以能浸瓦坛一半为度。将药坛放入锅中，盖上锅盖。置火
上，先用武火煮沸，后用文火煮约1小时，即取出药液，
放凉水中拔去火毒，药酒即成、备用。

〔功能主治〕补虚，健身，益寿。用于劳伤虚损、瘦弱无力、女子赤白
带下等症。

〔用法用量〕口服：每次用时，将鸡、姜、枣和酒，随意食之，每日
早、晚各服1次。

（处方来源） 明·《万病回春》

补气养血酒 I

〔处　　方〕补骨脂30g・熟地黄30g・生地黄30g・天冬30g・麦冬30g・人参30g・当归30g・川芎30g・白芍30g・云茯苓30g・柏子仁30g・砂仁30g・石菖蒲30g・远志30g・木香15g・白酒4.5L

〔制　　法〕上15味药捣碎或切片，用白布袋贮，置于瓦器中，浸入好酒，放火上煮熟，去渣，候冷，收贮备用。也可将药放入酒中，密封浸泡半月以上，即可饮用。

〔功能主治〕补气血，养心肾，健脾胃，益老人。用于气血不足、心脾虚弱、怔忡健忘、头目昏花。

〔用法用量〕口服：每日不拘时温饮10～20ml。

处方来源　《药酒验方选》

金樱子酒

〔处　　方〕金樱子300g・制首乌120g・巴戟天90g・黄芪90g・党参60g・杜仲60g・鹿筋60g・黄精60g・枸杞子30g・菟丝子30g・蛤蚧1对・三花酒（或白酒）8L

〔制　　法〕将上药加工成小块后，与白酒共置入容器中，密封浸泡15天后即可取用。

〔功能主治〕补肾固精，益气养血。用于气血两亏、身体羸弱、头晕目眩、倦怠乏力、遗精、早泄、小便频数而清长、遗尿等症状者。

〔用法用量〕口服：每次服20～30ml，每日早、晚各服1次。

⚠ 注意事项：有外感发热者勿服。

处方来源　《常用养身中药》

参芪酒 I

〔处　　方〕黄芪30g・党参30g・怀山药20g・茯苓20g・扁豆20g・白术20g・甘草20g・大枣15枚・白酒1500ml

〔制　　法〕将前8味共研粗末或切片，入布袋，置容器中，加入白酒，密封，置阴凉干燥处，浸泡14天后，即可饮用。

〔功能主治〕益气健脾，兼补血。用于气虚乏力、不思饮食、面黄肌瘦、血虚萎黄等症。

〔用法用量〕口服：每次温服10～20ml，每日早、晚各服1次。

处方来源 《药酒汇编》

参杞补酒

〔处　　方〕人参15g•枸杞子30g•熟地黄30g•白酒500ml
〔制　　法〕将以上各药置容器中，白酒浸泡。7天后即可服用。
〔功能主治〕补气养血。用于气血不足、腰膝酸软、四肢无力、视力模
　　　　　　糊、头晕目眩。
〔用法用量〕口服：每次服20ml，日服2次。

处方来源 《民间百病良方》

参枣酒

〔处　　方〕生晒参30g•红枣100g•蜂蜜200g•白酒2L
〔制　　法〕生晒参切成薄片，红枣洗净，晾干剖开去核，将2药置干
　　　　　　净容器内，白酒浸泡，密闭容器。14天后开启，滤去药渣
　　　　　　后，再给滤液内加蜂蜜，调和均匀，装瓶密闭备用。过滤
　　　　　　后的药渣可放原容器内，加少许白酒继续浸泡待用。
〔功能主治〕补中益气，养血安神。用于精神倦怠、面色萎黄、食欲缺
　　　　　　乏、心悸气短、遇事善忘、失眠多梦、舌淡脉弱。
〔用法用量〕口服：每日早、晚空腹各服1次，每次服10～20ml。红
　　　　　　枣、参片可随意食用。

❶ 注意事项：感冒时暂不服用。

处方来源 《民间百病良方》

参味强身酒

〔处　　方〕红参15g•五味子15g•白芍30g•熟地黄30g•川芎
　　　　　　20g•白酒1L
〔制　　法〕将上药研为粗末或切片，纱布袋装，扎口，置入容器中，

白酒浸泡。14天后即可服用。

〔功能主治〕益气养血，强身健脑。用于气血不足、面色不华、头晕目眩、健忘不寐、心悸气短、自汗恶风。

〔用法用量〕口服：每次服15～20ml，日服2次。

> ⚠ 注意事项：感冒期间停用。

处方来源　《民间百病良方》

参桂养荣酒 I

〔处　方〕生晒参10g • 糖参30g • 党参30g • 枸杞子30g • 桂圆肉30g • 炒白术15g • 川芎15g • 白酒500ml • 黄酒500ml

〔制　法〕将上药共研为粗末，纱布袋装，扎口，置容器中，白酒、黄酒混合浸泡。14天后取出药袋，压榨取液，将榨取液与药酒混合，静置，过滤后装瓶备用。

〔功能主治〕补气养血，健脾安神。用于气血不安、疲劳过度、身体虚弱、病后失调、虚烦失眠。

〔用法用量〕口服：每次服20～30ml，日服2次。

处方来源　《临床验方集》

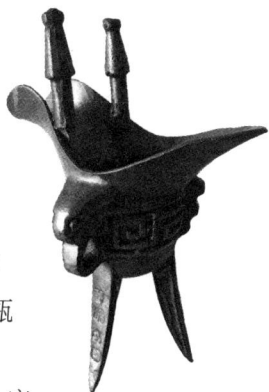

参桂酒 I

〔处　方〕人参30g • 肉桂6g • 低度白酒500ml

〔制　法〕将前2味置容器中，加入白酒，密封，浸泡7天后即可。

〔功能主治〕补气益虚，温经通脉。用于中气不足、手足麻木、面黄肌瘦、精神萎靡等症。

〔用法用量〕口服：每次服30～50ml，每日早、晚各服1次。

处方来源　《民间百病良方》

〔附　记〕临床屡用，证明其对肺脾气虚、阳虚身冷、便溏泄泻、纳呆神疲、肢软无力、手足麻木、腰膝冷痛等症有较好疗效，对脾肾阳虚的大便溏泄和常感身倦疲惫、昏昏欲眠者疗效亦颇佳。

益气健脾酒

〔处　方〕党参30g・炒白术20g・茯苓20g・炙甘草10g・白酒500ml

〔制　法〕将上药共研为粗末或切片，纱布袋装，扎口，置容器中，白酒浸泡。7天后取出即可饮用。

〔制　法〕健脾益气。用于虚劳体弱羸瘦、气短乏力、精神倦怠等症。

〔用法用量〕口服：每次服10～20ml，日服2次。

> ❗ 注意事项：消化性溃疡病患忌服。

处方来源　宋・《和剂局方》

〔附　记〕本方原为汤剂，为气虚之祖方。今改用酒剂，验之临床，效果甚佳。对一般脾胃气虚的人，可以长期服用，有较好的保健作用。

福禄补酒

〔处　方〕红参10g・红花10g・鹿茸10g・炙黄芪15g・桑寄生15g・女贞子15g・金樱子15g・锁阳15g・淫羊藿15g・玉竹30g・薏苡仁30g・炙甘草6g・白酒2L

〔制　法〕上药共研为粗末或切片，纱布袋装，扎口，置容器中，白酒浸泡14天后即可食用。

〔功能主治〕益气养血，补肾助阳，强筋壮骨。用于气血两亏、阳虚畏寒、腰膝酸软、阳痿早泄、肩背四肢关节疼痛。

〔用法用量〕口服：每次服10～20ml，日服2次。

处方来源　《临床验方集》

〔附　记〕屡用有效，久用效佳。

第二节
补血类药酒

人体五脏六腑之血，莫不本乎于心、肝、脾之脏。心生血，肝藏血，脾统血；又脾胃为后天之本，气血生化之源，通过心"变化而赤，谓之血"，归肝所藏。故血虚证，皆责之于脾、心、肝。补血药酒，适用于禀赋不足，或脾胃素虚，气血生化不足；或各种急慢性出血；或思虑过度，暗耗营血；或瘀血阻络，新血不生等所表现的虚弱证候。血虚常见的临床表现为面色苍白而无华或萎黄，唇色淡白，爪甲苍白，头晕眼花，心悸气短，失眠，手足发麻，脉细，妇女经血量少色淡、延期、甚或闭经，舌淡苔白等。常用药酒方如下。

万寿药酒I

〔处　　方〕红枣100g•石菖蒲30g•川郁金30g•五加皮30g•陈皮30g•茯神30g•牛膝30g•麦冬30g•全当归60g•红花15g•白酒12L

〔制　　法〕将前10味共制为粗末或切成薄片，入布袋，置容器中，加入烧酒，密封，隔水加热半小时，取出放凉，埋入土中数日以去火毒。取出开封即可取用。

〔功能主治〕养血宁心，健脾化湿，益肾柔肝。用于心血不足、湿浊内阻、精神不振、神志不宁；或肝肾不足、筋骨乏力等。

〔用法用量〕口服：每次服20～40ml或适量，日服2次。

〔处方来源〕《百病中医药酒疗法》

归芪藤酒

〔处　　方〕当归30g•黄芪30g•鸡血藤30g•白酒500ml

〔制　　法〕将前3味切成薄片，置容器中，加入白酒，密封，浸泡10～15天后，过滤去渣，即成。

〔功能主治〕益气，养血，活血。用于血虚诸症。

〔用法用量〕口服：每次服10～20ml，日服2～3次。

〔处方来源〕《中国药酒配方大全》

归圆仙酒

〔处　　方〕当归50g•桂圆50g•白酒1L

〔制　　法〕将前2味置容器中，加入白酒，密封，浸泡7天后即可取用。

〔功能主治〕养血活血。用于血虚诸症。

〔用法用量〕口服：不拘时，徐徐饮之。

处方来源　《费氏食养三种》

归圆杞菊酒

〔处　　方〕当归 30g • 龙眼肉
40g • 枸杞子120g •
杭菊60g • 白酒3.5L

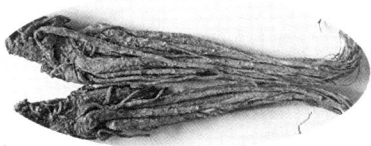

〔制　　法〕将前4味共制为粗末或切
成薄片，入布袋，置容器中，加入白酒，密封，浸泡月余后即可饮用。

〔功能主治〕补心肾，和气血，益精髓，壮筋骨，发五脏，旺精神，润肌肤，悦颜色。用于阴血不足、养生健身。

〔用法用量〕口服：不拘时，随意饮之。

处方来源　明•《摄生秘剖》

地胡酒

〔处　　方〕熟地黄250g•胡麻仁130g•薏苡仁30g•白酒4L

〔制　　法〕将胡麻仁蒸熟捣烂，薏苡仁捣碎，熟地黄切碎，共入布袋，置容器中，加入白酒，密封，放在阴凉处，浸泡15天后，开封，去掉药袋，沥干，再用细纱布过滤一遍，贮瓶备用。

〔功能主治〕养阴血，补肝肾，通血脉，祛风湿，强筋骨。用于精血亏损、肝肾不足之腰膝软弱、筋脉拘挛、屈伸不利等症。

〔用法用量〕口服：每次服10～30ml，每日早、晚各服1次。

处方来源　《食医心鉴》

〔附　　记〕本药酒药性平和，是老年人养生保健佳品，常服有利于健康。

地黄养血安神酒

〔处　方〕熟地黄50g•枸杞子25g•当归25g•炒薏苡仁25g•制首乌25g•龙眼肉20g•沉香1.5g•白酒2L

〔制　法〕将上药共研为粗末或切成薄片，纱布袋装，扎口，置容器中，加入白酒，密封浸泡。7天后取出药袋，压榨取液，将榨取液与药酒混合，静置，过滤即得。

〔功能主治〕养血安神。用于失眠健忘、心悸怔忡、须发早白、头晕目涩。

〔用法用量〕口服：每次服15～20ml，日服2次，温服。

处方来源　清•《惠直堂经验方》

延寿酒Ⅰ

〔处　方〕黄精20g•苍术20g•天冬15g•松叶30g•枸杞子50g•白酒1L

〔制　法〕将上药切成薄片，加入白酒，密封浸泡10～12天即可。

〔功能主治〕健脾胃，益精血，祛风湿，补肝肾。用于脾弱、精血不足，兼感受风湿而出现的食少体倦、头晕、目暗、筋骨不利等症。

〔用法用量〕口服：每次服10ml，日服2～3次。

❗ 注意事项：凡畏寒肢冷，下利水肿者忌服。

处方来源　《中藏经》

〔附　记〕①《普济方》方中枸杞子用量减半，余同上，主治"疗百病"；②本药酒还可用于治疗须发早白、视物昏花、风湿痹证、四肢麻木、腰膝酸软等证，效果亦佳；③无病之人，体质偏于气阴不足者，常服有"强身健体、养生益寿"之作用。

延寿酒Ⅱ

〔处　方〕龙眼肉500g•桂花120g•白糖240g•白酒1500ml

〔制　法〕将上药及白糖同浸入酒内，酒坛封固，经年为佳，半月取用亦可。

〔功能主治〕益血气，祛痰化瘀，除口臭。用于体质虚弱、血气亏虚诸症。

〔用法用量〕口服：不拘时，适量饮用。

处方来源　明·《寿世保元》

〔附　　记〕本药酒一般人亦可饮用，有营养保健作用。

补血调元酒

〔处　　方〕鸡血藤50g • 骨碎补100g • 制首乌30g • 黄芪30g • 麦芽30g • 女贞子15g • 党参15g • 佛手15g • 白砂糖120g • 白酒3L

〔制　　法〕将上药共研为粗末或切成薄片，纱布袋装，扎口，置干净容器中，加入白酒，密封浸泡14天后启封。去药渣，加砂糖搅拌均匀，待溶解后，过滤取液，再合并压榨药渣所得药液，装瓶备用。

〔功能主治〕健脾补肾，调补气血。用于气血虚头晕、心悸、健忘、神疲纳少、面色不华、气短喘促、肢体麻木、骨质增生症。

〔用法用量〕口服：每次服10～20ml，日服2次。

⚠ 注意事项：痰热内盛者慎用。

处方来源　《民间百病良方》

补精益志酒 I

〔处　　方〕熟地黄120g • 全当归150g • 川芎45g • 杜仲45g • 白茯苓45g • 甘草30g • 金樱子30g • 淫羊藿30g • 石斛90g • 白酒1500ml

〔制　　法〕将前9味共研为粗末或切成薄片，入布袋，置容器中，加入白酒，密封，浸泡7～14天后即可取用。

〔功能主治〕益肾活血，补精养老。用于虚劳损伤、精血不足、形体消瘦、面色苍老、饮食减少、肾虚阳痿、腰膝酸软等症。

〔用法用量〕口服：每次空腹服1～2杯（约30～50ml），每日早、晚各服一次。

〔处方来源〕《百病中医药酒疗法》

鸡子阿胶酒 I

〔处　　方〕鸡蛋4枚 • 阿胶40g • 食盐适量 • 米酒500ml

〔制　　法〕将鸡蛋打破，按用量去蛋清取蛋黄，备用。将米酒倒入坛中，置文火上煮沸，下入阿胶，化尽后再下入鸡蛋黄（先搅匀），食盐拌匀。再煮数沸即离火，待冷后，置入净器中，静置备用。

〔功能主治〕补血止血。用于体虚乏力、血虚萎黄、虚劳咳嗽、吐血、便血、崩漏、子宫出血等症。

〔用法用量〕口服：每次适量温饮，约20～30ml，每日早、晚各服1次。

〔处方来源〕明•《永乐大典》

〔附　　记〕本方用于一般病后体虚的辅助治疗，颇有疗效。

鸡血藤酒 I

〔处　　方〕鸡血藤胶250g • 鸡血藤片400g • 白酒10L

〔制　　法〕上药置于适当大小的瓶中，用白酒浸之，封口，经7天开取。

〔功能主治〕补血活血，舒筋通络。用于体虚乏力、血虚萎黄等症。

〔用法用量〕口服：每次空腹温饮30ml，每日早、晚各一次。

〔处方来源〕《药酒验方选》

周公百岁酒

〔处　　方〕黄芪60g • 茯神60g • 肉桂18g • 当归36g • 生地黄36g • 熟地黄36g • 党参30g • 白术30g • 茯苓30g • 陈皮30g • 山萸肉30g • 麦冬30g • 枸杞子30g • 川芎30g • 防风30g • 龟板胶30g • 五味子24g • 羌活24g • 白酒5L

〔制　　法〕将前18味捣碎或切片，入布袋，置容器中，加入白酒（亦可加入冰糖100g，大枣适量），密封，再用热水隔坛（容器）加热，文火煮沸2小时（亦可不煮，静置半月浸泡即可），然后将坛取出，静置7天后即可开封，取用。

〔功能主治〕益气补血，健脾益肾。用于气血衰减、亡血失精的四肢无力、面色无华、食少削瘦、须发早白、头眩等症。对气血虚弱，又感受风湿的肢体麻木、活动不便的病症也有治疗作用。

〔用法用量〕口服：每次温服15～30ml，日服2次。

> ❗ 注意事项：孕妇忌服。

处方来源 《中国医学大辞典》

宫方定风酒

〔处　方〕天冬15g•麦冬15g•生地黄15g•熟地黄15g•川芎15g•五加皮15g•川牛膝15g•桂枝9g•汾酒或白酒10L•蜂蜜500g•赤砂糖500g•陈米醋500ml

〔制　法〕将前8味捣碎或切成薄片，入布袋，置瓷坛内，加入汾酒和蜂蜜、赤砂糖，米醋，搅匀，封口密闭。放入锅中微火蒸2小时，取起，埋入土中7天以去火毒。取出即可服用。

〔功能主治〕滋阴，补血，息风。凡患虚风病者均可用之。

〔用法用量〕口服：根据酒量午餐或晚餐饭时饮，以每次10～20ml为宜。

处方来源 宋•《杨氏家藏方》

〔附　记〕本药酒药性平和，年老体衰者频服，极有裨益而无流弊，真妙方也。

养血养生酒

〔处　方〕当归 30g•杭菊30g•龙眼肉240g•枸杞子120g•白酒5L

〔制　法〕将当归切片，与余下各药，入布袋，置容器中，加入烧酒和白酒浆，密封，浸泡1个月以上，便可饮用。

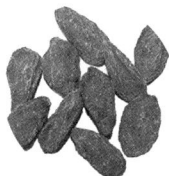

〔功能主治〕益精血，养肝肾，强身健体，养生防病。用于血虚精亏、面

色不华、头晕目眩、视物昏花；睡眠不安、心悸、健忘等症。

〔用法用量〕口服：每次服10～20ml，日服2次。

处方来源 清·《惠直堂经验方》

〔附　　记〕无病之人饮用，具有"补益强身，养生防病"的作用。因
而古人称该酒"润肌肤、驻颜色"。白酒浆系指初酿，其
色未变之酒，烧酒系蒸馏酒，白酒亦可。

养神汤

〔处　　方〕熟地黄90g • 枸杞子60g • 白茯苓60g • 怀山药60g • 当
归60g • 莲子肉60g • 薏苡仁60g • 酸枣仁60g • 麦冬
60g • 川续断 30g • 广木香15g • 大茴香15g • 丁香
6g • 龙眼肉250g • 白酒10L。

〔制　　法〕将前14味，其中白茯苓、怀山药、薏苡仁、莲子肉制为细
末；余药制成饮片，一起装入容器中，加入白酒，密封，
静置7～14天后，过滤去渣，即成。

〔功能主治〕益精血，补心脾，安神定悸。用于心脾两虚、精血不足的
神志不安、心悸失眠等症。平素气乏血弱者，亦可饮用。

〔用法用量〕口服：每次服10～20ml，日服2～3次或不拘时，适量
服之。

处方来源 清·《同寿录》

圆肉补血酒

〔处　　方〕龙眼肉250g • 制首乌250g • 鸡血藤250g • 米酒2500ml

〔制　　法〕将前3味捣碎或切片，置容器中，加入水酒，密封，浸泡
10天后，过滤去渣，即成。在浸泡过程中，每天振摇1～2
次，以促使有效成分的浸出。

〔功能主治〕养血补心，益肝肾。用于血虚气弱所致的面色无华、头眩
心悸、失眠、四肢乏力、须发早白等症。

〔用法用量〕口服：每次服10～20ml，日服1～2次。

处方来源 《药用果品》

黄精补酒

〔处　　方〕黄精100g•当归100g•黄酒2L

〔制　　法〕将上药切成薄片，纱布袋装，扎口。黄酒浸泡1小时后，将泡酒容器置锅内，隔水文火加热1小时，待凉后将其移至阴凉处，7天后开封取出药袋，压榨取液，将榨取液和药酒混合，静置，过滤，即得。

〔功能主治〕益气养血，滋阴补虚。用于气血不足、面乏华色、短气懒言、头晕目眩、倦怠乏力、食欲缺乏或心悸健忘。

〔用法用量〕口服：每次服30ml，日服2次，温饮。

处方来源　清宫秘方

雪花酒

〔处　　方〕羊精脊肉500g•龙脑冰片10g•肾窠脂30g•木香10g•白酒3L

〔制　　法〕将羊肉去筋膜，温水浸洗，切作薄片，用极好白酒3L煮令肉烂，细切研成膏，另用羊脊髓90g、肾窠脂30g，于铁锅内熔作油，去渣，兑入先研膏内，并研令匀；又入龙脑冰片拌和，倾入瓷瓶中，候冷。龙脑冰片候极温方入，如无龙脑冰片，入木香少许拌和亦佳，二味各入少许尤佳。

〔功能主治〕益精血，强筋骨。用于精亏血少所致诸症。

〔用法用量〕口服：用时每取出适量（约15~20g）切作薄片，入酒杯中，以温酒（白酒）浸饮之。适量饮用。

处方来源　明•《永乐大典》

鹿血酒

〔处　　方〕鹿茸内骨髓•鹿颈静脉内鲜血（宰鹿时取血可风干成紫棕色片状的固体均可）•白酒适量

〔制　　法〕将鹿茸内骨髓，浸入白酒中，制成20%的药酒；将鹿颈静脉血，加入白酒，制成30%的药酒；固体的血片研细，兑酒即成。

〔功能主治〕益精血，养心神。用于多种血液病，对慢性苯中毒造成的血液病也有较好的疗效，对老年人精枯血虚、心悸不安等症亦适用。

〔用法用量〕口服：每次服10ml，日服3次。

> ❗ 注意事项：凡有虚热、实热者不宜取此酒；高血压、肝炎、肾炎等患者禁用。

处方来源 宋·《证类本草》

第三节
养阴类药酒

　　肾为水火之宅，总统一身之阴。又肝肾同源，五脏各有所属。故凡阴虚病症，以肾阴虚为主，但五脏各有阴虚之证。如心有阴虚表现为心悸、健忘、失眠多梦、舌质红嫩、苔少、脉细弱而数等症；肝阴虚表现为眩晕、头痛、耳鸣耳聋、麻木、震颤、夜盲、舌干红少津、苔少、脉弦细数等症；肺阴虚表现为咳嗽气逆、痰少质黏、痰中带血、午后低热、颧红、夜间盗汗、虚烦不眠、口中干燥或音哑、舌红少苔、脉细数等症；肾阴虚表现为腰酸腿软、遗精、头昏耳鸣、睡眠不熟、健忘、口下、舌红少苔、脉细或细数等症。临床表现不同，所用药酒亦应选择。常用药酒方如下。

二至益元酒

〔处　　方〕女贞子30g・旱莲草30g・熟地黄20g・桑椹20g・白酒500ml・黄酒1L

〔制　　法〕将上药共研为粗末，纱布袋装，扎口，置容器中，加入白酒、黄酒混合后密封浸泡上药。7天后取出药袋，压榨取液，将榨取液和药酒混合，静置，过滤即得。

〔功能主治〕滋养肝肾，益血培元。用于肝肾阴虚、腰膝酸痛、眩晕、失眠、须发早白，也可用于神经衰弱、血脂过高。

〔用法用量〕口服：每次服20ml，日服2次。

⚠ 注意事项：脾胃虚寒、大便溏薄者慎用。

处方来源 《中国药物大全》

二至桑椹酒

〔处　　方〕女贞子200g • 旱莲草200g • 桑椹200g • 白酒4L
〔制　　法〕将旱莲草切碎，同女贞子、桑椹用纱布袋盛之，扎口，置于干净容器中，入白酒浸泡，密封。7天后开启，去药渣，过滤取液，装瓶备用。
〔功能主治〕补肝肾，滋阴血。用于肝肾阴虚、头晕目眩、耳鸣眼花、腰膝酸软、脱发、遗精、失眠多梦、妇女月经过多等症。
〔用法用量〕口服：每次服20～30ml，日服1～2次，空腹饮用。

处方来源 明·《医便》

〔附　　记〕长期适度服用本药酒，可改善高血脂和降低血液黏度，具有良好的保健、抗衰老作用。

山药酒 I

〔处　　方〕怀山药15g • 山萸肉15g • 五味子15g • 灵芝15g • 白酒1L
〔制　　法〕将前4味置容器中，加入白酒，密封，浸泡1个月后，过滤去渣，即成。
〔功能主治〕生津养阴，滋补肝肾。用于肺肾阴亏之虚劳痰嗽、口干少津、腰膝酸软、骨蒸潮热、盗汗遗精等症。
〔用法用量〕口服：每次服10ml，日服2次。

处方来源 《药酒汇编》

天门冬酒 I

〔处　　方〕天冬15kg • 糯米11kg • 酒曲5kg
〔制　　法〕将天冬（去心）捣碎，以水220L，煎至减半，糯米浸，沥干，蒸饭，候温，入酒曲（压碎）和药汁拌匀，入瓮密封，保温，如常法酿酒。酒熟，压去糟，收贮备用。

〔功能主治〕清肺降火，滋肾润燥。用于肺肾阴亏、虚劳潮热、热病伤津、燥咳无痰。

〔用法用量〕口服：每日临睡前服20～30ml。

> ⚠ 注意事项：凡风寒咳嗽、脾胃虚寒和便溏者不宜服用。

（处方来源）明·《本草纲目》

天王补心酒

〔处　　方〕人参20g · 玄参20g · 丹参20g · 茯苓20g · 远志20g · 桔梗20g · 五味子20g · 当归40g · 麦冬40g · 天冬40g · 柏子仁40g · 酸枣仁40g · 生地黄100g · 白酒4L

〔制　　法〕将上药共研为粗末，纱布袋装，扎口，置入干净容器中，加入白酒，密封浸泡。7天后开封，去药渣，过滤，装瓶备用。

〔功能主治〕滋阴清热，养心安神。用于阴血不足、心烦失眠、精神衰疲、健忘盗汗、大便干结。

〔用法用量〕口服：每日临睡前半小时服20ml。

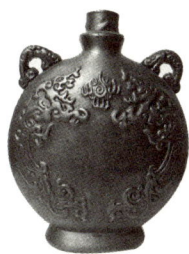

> ⚠ 注意事项：脾胃虚寒、湿痰多者慎用。

（处方来源）明·《摄生秘剖》

〔附　　记〕本药酒对心阴不足类型的神经衰弱尤为适宜。

长生酒

〔处　　方〕枸杞子18g · 茯神18g · 生地黄18g · 熟地黄18g · 山萸肉18g · 牛膝18g · 远志18g · 五加皮18g · 石菖蒲18g · 地骨皮18g · 白酒2L

〔制　　法〕将前10味共研为粉末，入布袋，置容器中，加入白酒密封，浸泡2周后即可取用。酒尽添酒，味薄即止。

〔功能主治〕滋补肝肾，养心安神。用于肝肾不足、腰膝乏力、心悸、健忘、须发早白等症。

〔用法用量〕口服：每日早晨服10～20ml，不可过量。

!注意事项：忌食萝卜。

处方来源 清·《惠直堂经验方》

长生滋补酒

〔处　　方〕熟地黄15g·党参15g·黄芪15g·女贞子15g·玉竹10g·陈皮10g·蜂蜜50g·蔗糖（或白砂糖）50g·白酒1L

〔制　　法〕上药研为粗末，纱布袋装，扎口，置容器中，加入白酒浸泡7天后去渣过滤取液。酒液中加入蜂蜜、蔗糖、搅拌溶解后过滤即制成药酒，每瓶500ml。

〔功能主治〕滋阴补血，益气增智。用于面色萎黄、唇甲色淡、头目眩晕、心悸气短、健忘少寐、神疲乏力、舌质淡白、脉细无力。

〔用法用量〕口服，每次服15～20ml，日服2次。

!注意事项：病证属实、属热者忌服。

处方来源 《中国基本中成药》

巴戟天酒Ⅰ

〔处　　方〕巴戟天150g·牛膝150g·枸杞根皮100g·麦冬100g·地黄100g·防风100g·白酒7L

〔制　　法〕上品均生用，如无，干品亦可。将前6味捣碎，置容器中，加入白酒，密封，浸泡7天后，过滤去渣即成。

〔功能主治〕滋肾助阳，祛风逐寒。用于虚羸、阳道不举、五劳七伤等病。能食下气。

〔用法用量〕口服：不拘时，随量温饮，常令酒气相及，勿至醉吐。

处方来源 唐·《备急千金要方》

〔附　　记〕临床应用，宜随证加味，如患冷者加干姜、桂心各500g；

好忘加远志500g；虚劳加黄芪500g；大虚劳加五味子、肉苁蓉各500g；阴下湿加五加根皮500g。上方加石斛500g、甘草300g佳。每加500g药材则加白酒1000～1500ml。此酒每年九月中旬配制，十月上旬即服。药渣曝干研细末，随酒服之。慎生冷、猪、鱼、蒜及油腻。夏勿服。

禾花雀补酒

〔处　　方〕禾花雀12只•当归15g•菟丝子15g•枸杞子15g•龙眼肉20g•补骨脂9g•白酒1500ml

〔制　　法〕将禾花雀除去羽毛及内脏，用水冲洗净血迹，置炭火上烤干至有香味，与其余诸药、白酒共置入容器中，密封，3～6个月即可。

〔功能主治〕滋补强壮，祛风湿，通经络。用于年老体弱、腰膝酸痛、倦怠乏力、头昏目眩、风湿关节疼痛。

〔用法用量〕口服：每次服20～50ml，每日早、晚各服1次。

> ❶ 注意事项：凡高血压病、心脏病患者忌服。

处方来源　《广西药用动物》

〔附　　记〕禾花雀又名麦黄雀、寒雀、黄胸鸟。

地黄首乌酒 I

〔处　　方〕肥生地黄400g•何首乌500g•黄米2500g•酒曲100g

〔制　　法〕将前2味加水煎，取浓汁，同曲、米如常法酿酒、密闭容器中，12天后启封。中有绿汁，此真精英，宜先饮之。余滤汁收贮备用。

〔功能主治〕滋阴清热。用于阴虚内热、烦热口渴、须发早白、遗精、带下、腰膝酸疼、手足心热等症。

〔用法用量〕口服：每次服10～20ml，日服3次。

处方来源　《民间百病良方》

地黄酒Ⅰ

〔处　　方〕生地黄汁1200ml · 杏仁100g · 大麻子100g · 糯米 1000g · 酒曲150g

〔制　　法〕先以生地黄汁渍曲，待发酵；糯米作饭，冷暖适宜，杏仁、大麻子研末，与米饭拌匀，共分8份。每取1份，投曲汁中和之候饭消；再取第2份，依法酿制，余此类推。如此，待酒沸定，封泥14天。取清液，备用。

〔功能主治〕滋阴充悦，益气明目。用于虚羸。

〔用法用量〕口服：每次温服50～100ml，日服2次。

〔处方来源〕唐·《外台秘要》

〔附　　记〕服之令人充悦、益气力、轻身明目，久服去万病。妇人服之更佳，无子者，令人有子。

当归枸杞酒

〔处　　方〕当归30g · 鸡血藤30g · 枸杞子30g · 熟地黄30g · 白术20g · 川芎20g · 白酒1500ml

〔制　　法〕上药洗净，晒干切细，装入纱布袋中，扎口，置入酒坛中，密封。30天后启封，过滤，去渣，备用。

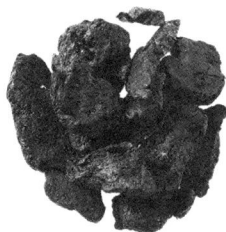

〔功能主治〕滋阴养血，调补肝肾。用于中老年人阴血不足、肝肾两虚、肢体麻木、腰腿酸软、步履困难、视物昏花、记忆力减退。

〔用法用量〕口服：每次10～20ml，每日早、晚各服1次。

〔处方来源〕《临床验方集》

〔附　　记〕本药酒药性平和，滋阴补血，可长期服用。

杞菊酒

〔处　　方〕枸杞子50g · 甘菊花10g · 麦冬30g · 杜仲15g · 白酒1.5L

〔制　　法〕将前4味捣碎为粗末，置容器中，加入白酒，密封，浸泡

21天后，过滤去渣，即成。

〔功能主治〕养肝明目，补肾益精。用于腰背疼痛、足膝酸软、头晕目眩、阳痿遗精；肺燥咳嗽等症。

〔用法用量〕口服：每次服15ml，日服2次。

〔处方来源〕《药酒汇编》

杞蓉补酒

〔处　　方〕枸杞30g・何首乌（制）30g・肉苁蓉30g・麦冬30g・当归20g・补骨脂20g・怀牛膝20g・红花20g・神曲20g・茯苓20g・栀子10g・冰糖150g・白酒2L

〔制　　法〕将上药共研为粗末，纱布袋装，扎口，置容器中，加入白酒浸泡14天，去渣过滤取液。再将冰糖打碎入药酒内，和匀，分装，备用。

〔功能主治〕补肝肾，益精血。用于腰膝酸软、头晕目眩、精神倦怠、健忘耳鸣、少寐多梦、自汗盗汗、舌淡白、脉沉细。

〔用法用量〕口服：每次服10～15ml，日服2次。

⚠ 注意事项：孕妇忌服；感冒者暂时停服。

〔处方来源〕《宁夏药品标准》

〔附　　记〕眩晕健忘兼见腰膝酸软者，服之尤佳。

龟胶仙酒

〔处　　方〕龟甲胶50g・金樱子30g・党参30g・女贞子30g・枸杞子30g・当归30g・熟地黄30g・白酒2.5L

〔制　　法〕将上药共研为粗末，入布袋，扎口，置容器中，加入白酒密封，浸泡，15～30天后，取液即成药酒，分装，备用。

〔功能主治〕滋补肝肾，益气养血。用于头晕耳鸣、面色㿠白、疲乏健忘、腰膝酸软、舌淡红苔少、脉虚弱。

〔用法用量〕口服：每次饭后服20～30ml，日服2次。

注意事项：脾虚便溏者忌服。

处方来源 《湖南省药品标准》

补心酒 I

〔处　　方〕麦冬60g•柏子仁30g•白茯苓30g•当归身30g•龙眼肉30g•生地黄45g•低度白酒5L

〔制　　法〕将前6味切碎或捣碎，入布袋，置容器中，加入白酒密封。浸泡7天后即可取用。

〔功能主治〕补血滋阴，宁心安神。用于阴血不足、心神失养所致的心烦、心悸、睡眠不安、精神疲倦、健忘等症。

〔用法用量〕口服：每次服30～50ml，日服2次，或适量饮用。

处方来源 清•《验方新编》

补肾地黄酒

〔处　　方〕生地黄100g•牛蒡根100g•大豆200g（炒香）•白酒2.5L

〔制　　法〕将前2味切片，与大豆一同入布袋、置容器中，加入白酒，密封，浸泡5～7天后，即可取用。

〔功能主治〕补肾通络。用于老年人肾水不足、风热湿邪、塞滞经络、心烦、关节筋骨疼痛、日久不已者。

〔用法用量〕口服：每次服15～30ml，日服3次，或不拘时，随量饮之，勿醉。

处方来源 《寿亲养老新书》

固精酒 I

〔处　　方〕枸杞子120g•当归（酒洗切片）60g•熟地黄90g•白酒100ml

〔制　　法〕将前3味置容器中，加入白酒，密封，隔水煮沸20分钟，取出，埋入土中7天以去火毒。取出开封，即可取用。

〔功能主治〕滋阴活血益肾。用于阳痿不育。

〔用法用量〕口服：每次服30~50ml（不可多服），每日早、晚各服1次。

处方来源 清·《惠直堂经验方》

春寿酒I

〔处　　方〕天冬30g•麦冬30g•莲子（3味会心）30g•生地黄30g•熟地黄30g•怀山药30g•红枣（去皮核）30g•白酒2.5L

〔制　　法〕将前7味捣碎，置容器中，加入白酒，密封，浸泡1天。待药汁析出，即可饮用。

〔功能主治〕滋肾养心，安神益智。用于心脾亏虚引起的精神萎顿、疲乏少力、怔忡、心悸、健忘、多梦等症。

〔用法用量〕口服：每次30ml，日服2次。

处方来源 明·《养生四要》

〔附　　记〕《养生四要》谓："本方常服，益明精而能延寿，强阳道而得多男，黑须发而不老，安神志以常清。"

枸杞酒I

〔处　　方〕枸杞根10kg•生地黄10kg•秋麻子仁300g•香豉200g•糯米50kg•酒曲10kg

〔制　　法〕将枸杞根加水煮，取汁，煮淋麻子仁、豆豉，三物药汁总和取6L，地黄细切和米蒸熟；地黄取一半渍米馈，一半及曲和酿饭。候饭如人体温，以药汁和一处，拌匀，入瓮密封，经14天压取，封固，复经7天。初一度一酿，用麻子仁200g，多即令人头痛。

〔功能主治〕滋阴坚筋骨，填骨髓，消积瘀，利耳目，长肌肉，利大小便。用于五脏邪气、消渴、风湿、下胸胁气、头风、五劳七伤、去胃中积食、呕血、吐血、风症、伤寒瘴疬毒气、烦躁满闷、虚劳喘嗽、脚气肿痹等症。

〔用法用量〕口服：每次服10ml，日服3次。

处方来源 唐·《外台秘要》

首乌苁蓉酒

〔处　　方〕制首乌20g · 当归20g · 生地黄20g · 肉苁蓉20g · 芝麻
20g · 白蜜30g · 白酒1L

〔制　　法〕将上药共研为粗末，纱布袋装，扎口，置容器中，加入白
酒浸泡14天后取出药袋，压榨取液。将榨取液与药酒混
合，静置，过滤，装瓶备用。

〔功能主治〕补肾养血，润肠通便。用于精血不足、肠燥便秘。

〔用法用量〕口服：每次服10～20ml，日服3次，空腹服。

处方来源 《民间百病良方》

〔附　　记〕本药酒对产妇产后血虚，大便干结，老年人肠燥便秘尤为
适宜。

首乌煮酒

〔处　　方〕制何首乌120g · 当归60g · 芝麻60g · 生地黄80g · 白酒3L

〔制　　法〕先将芝麻捣成细末，何首乌、当归、生地黄捣成粗末，一
并装入白纱布袋中，扎口，置瓷坛中，倒入白酒，加盖。
文火煮数百沸后离火，待冷却后密封，置阴凉干燥处。
7天后开启，去药袋，过滤后即可饮用。

〔功能主治〕补肝肾，益精血，乌须发，润肠通便。用于因肝肾不足引
起的阴虚血枯、头晕目眩、腰酸腿软、肠燥便秘、须发早
白、妇女带下等症。

〔用法用量〕口服：每次服10～20ml，日服2次，早、晚空腹温饮。

〔附　　记〕本药酒对中老年人精血不足，伴有便秘干燥时尤为适宜。

秘传三意酒

〔处　　方〕枸杞子50g・生地黄50g・大麻子30g・白酒1.5L

〔制　　法〕将上述药物制为饮片，以绢袋盛，白酒浸泡7天以上，过滤。

〔功能主治〕滋阴补血，清热生津，润肠活血。用于阴虚血少，头晕口干，大便偏干燥等。

〔用法用量〕适量饮服。

处方来源 明・《松崖医经》

桑椹柠檬酒I

〔处　　方〕桑椹1kg・柠檬5个・白糖100g・米酒1.8L

〔制　　法〕将桑椹洗净，晒干，柠檬去皮切开，一同浸入酒中，10天后即可饮用。2个月后饮用效果更佳，此时将酒过滤，取出桑椹。

〔功能主治〕补血养阴。

〔用法用量〕口服：每次服10ml，日服2次。

处方来源 《中国古代养生长寿秘法》

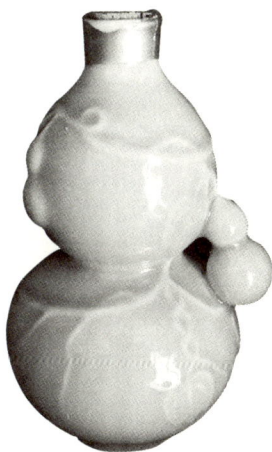

葡萄酒

〔处　　方〕干葡萄末250g・红曲1250g・糯米1250g

〔制　　法〕按常法酿酒。将糯米蒸熟，候冷，入曲与葡萄末、水10L，搅拌令匀，入瓮盖覆，保温，候熟即成。

〔功能主治〕养胃阴，健脾胃。用于胃阴不足、纳食不佳、肌肤粗糙、容颜无华。

〔用法用量〕口服：每次服15ml，日服2次，随量温饮，勿醉。

〔处方来源〕 《古今图书集成》

滋阴百补药酒

〔处　　方〕熟地黄90g・生地黄90g・制首乌90g・枸杞子90g・沙苑子90g・鹿角胶90g・当归75g・核桃肉75g・龙眼肉75g・肉苁蓉60g・白芍60g・人参60g・牛膝60g・白术60g・玉竹60g・龟甲胶60g・白菊花60g・五加皮60g・黄芪45g・锁阳45g・杜仲45g・地骨皮45g・丹皮45g・知母45g・黄柏30g・肉桂30g・白酒16L

〔制　　法〕将前26味研为细末，入布袋，置容器中，冲入热白酒，密封，浸泡15天后即可取用。

〔功能主治〕滋阴泻火，益气助阳。用于阴虚阳弱、气血不足、筋骨痿弱者服用，可改善由此引起的劳热（自觉午后发热）、形瘦、食少、腰酸腿软等症。体质偏于阴阳两弱者适宜饮用。有养生保健之功。

〔用法用量〕口服：每次温服10～30ml，或适量饮用，每日早、晚各服1次。

〔处方来源〕 清・《林氏活人录汇编》

熟地枸杞酒

〔处　　方〕熟地黄60g・枸杞子30g・檀香1g・白酒750ml

〔制　　法〕将前3味捣碎，入布袋，置容器中，加入白酒，密封，每日振摇1次，浸泡14天后即可取用。

〔功能主治〕养精血，补肝肾。用于病后体虚、精血不足、神疲乏力、腰膝酸软、阳痿、须发早白等症。

〔用法用量〕口服：每次服20ml，日服2次。

> ❗ 注意事项：凡脾虚气滞、痰多便清者忌服。

〔处方来源〕 《药酒汇编》

第四节
补肾壮阳类药酒

人身之阳气，归五脏所主，然肾为阳气之本，故补阳多指温补肾阳。阳虚证临床的主要表现为面色淡白、四肢不温、神疲乏力、腰膝酸软、畏寒怕冷、下肢萎弱、少腹拘急、阳痿遗精、小便清长、舌苔淡白、脉沉弱等，常用药酒方如下。

八味黄芪酒

〔处　方〕黄芪60g · 五味子60g · 萆薢45g · 防风45g · 川芎45g · 川牛膝45g · 独活30g · 山萸肉30g · 白酒4L

〔制　法〕将前8味共研为粗末或切片，入纱布袋，置容器中，加入白酒密封，浸泡5～7天后，即可取之饮用。

〔功能主治〕益气活血，益肾助阳，祛风除湿。用于阳气虚弱、手足逆冷、腰膝疼痛。

〔用法用量〕口服：每次空腹温服10～20ml，日服1～2次。

〔处方来源〕宋·《圣济总录》

三物延年酒

〔处　方〕猪肾2具 · 杜仲60g · 肉桂20g · 白酒2L

〔制　法〕先将猪肾洗净，用花椒盐水腌去腥味，切成小碎块；其余2味药共研为粗末，与猪肾同置容器中，加入白酒，密封，浸泡14天后，过滤去渣，即成。药渣再添酒浸，味薄即止。

〔功能主治〕补肾壮阳。用于肾虚遗精、腰膝疼痛、体倦神疲、行走无力、耳鸣等症。

〔用法用量〕口服：每次服10～15ml，日服2次。

〔处方来源〕《药酒汇编》

巴戟牛膝酒

〔处　　方〕巴戟天300g・生牛膝300g・白酒6L

〔制　　法〕将前2味洗净，切碎，置容器中，加入白酒，密封，浸泡
20～30天后，过滤去渣，即成。

〔功能主治〕补肾壮阳，强筋骨，祛风湿。用于体质虚羸，阳道不举，
五劳七伤百病等。

〔用法用量〕口服：每次20ml，日服2次。

处方来源　《药酒汇编》

巴戟淫羊酒

〔处　　方〕巴戟天250g・淫羊藿250g・白酒5L

〔制　　法〕将上两味药切碎或切成薄片，与白酒一起
置入容器中，密封浸泡7天后即可服用。

〔功能主治〕壮阳，祛风。用于神经衰弱、性欲减退、
风湿痹痛、肢体瘫痪、末梢神经炎。

〔用法用量〕口服：每次服20ml，每日早、晚各服1次。

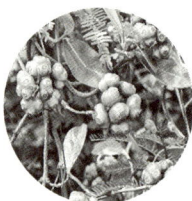

❗ 注意事项：凡阴虚火旺者（症见烦燥易怒，两颧潮红，盗汗，
舌红而干等）忌服。

处方来源　《药物与方剂》

巴戟熟地酒 I

〔处　　方〕巴戟天60g・杭菊60g・熟地黄45g・枸杞子30g・蜀椒
30g・制附子20g・白酒3L

〔制　　法〕将前6味捣碎或切片，置容器中，加入白酒，密封，浸泡
5～7天后，过滤去渣，即成。

〔功能主治〕温补肾阳，散寒除湿。用于肾阳久虚、遗精、阳衰早泄、
腰膝酸软。

〔用法用量〕口服：每次温服15～30ml，日服2次或不拘时，适量饮
用，以瘥为度。

处方来源　《药酒汇编》

东北三宝酒

〔处　　方〕人参30g•鹿茸30g•貂鞭1具•白酒1L

〔制　　法〕将人参、鹿茸切成薄片（切人参宜用竹刀或铜刀，不宜用铁刀，以免降低药效）与貂鞭白酒共置入容器中，密封浸泡15天即成。服用500ml酒后，可再添入500ml白酒，如此添至药味淡薄为止。

〔功能主治〕补肾壮阳。用于肾阳衰微者，表现有肢冷畏寒、腰膝酸软、阳痿、滑精、精神萎靡、阴囊湿冷、小便清长等。

〔用法用量〕口服：每次20ml，每日早、晚各1次。

处方来源 《吉林省药品标准》

〔附　　记〕本药酒性温燥，非肾阳虚弱者不宜应用。如果作为保健延年药酒服用，应适当减少人参、鹿茸的分量。

白术酒I

〔处　　方〕白术150g•地骨皮150g•荆芥150g•菊花90g•糯米600g•酒曲30g

〔制　　法〕上4味以水1500ml，煎至减半，去渣，澄清取汁，酿米，扭曲拌匀，如常法酿酒，至酒熟。或用前4味切片，加入4L白酒，密封浸泡7天后使用。

〔功能主治〕温气散寒，祛风解毒。用于心虚寒气、心手不随。

〔用法用量〕口服：随量饮之、常取半醉、勿令至吐。

处方来源 唐•《备急千金要方》

白玉露药酒

〔处　　方〕当归30g•陈皮30g•肉桂24g•零陵香15g•排草15g•木香6g•公丁香6g•佛手18g•冰糖1000g•白酒6L

〔制　　法〕将上药与白酒一起置入容器中，密封浸泡7天后，再隔水煮蒸1小时，待冷却后启封，加入冰糖溶化即成。

〔功能主治〕开胃顺气，温中祛寒。用于身体羸弱，食欲缺乏，食后易胀，面色淡白，胸腹胀闷不适。

〔用法用量〕口服：每次饭前15~30ml，每日早、晚各1次。

⚠ 注意事项：孕妇忌服。

《处方来源》　《临床验方集》

仙灵二子酒

〈处　　方〉淫羊藿30g・菟丝子30g・枸杞子30g・白酒500ml

〈制　　法〉将前3味捣碎，置容器中，加入白酒，密封，浸泡7天后，过滤去渣，即成。

〈功能主治〉补肾壮阳。用于肾虚阳痿、腰腿冷痛等症。

〈用法用量〉口服：每次服20～30ml，日服2次。

《处方来源》　《民间百病良方》

仙灵木瓜酒

〈处　　方〉淫羊藿15g・川木瓜12g・甘草9g・白酒500ml

〈制　　法〉将前3味切片，置容器中，加入白酒，密封，浸泡7天后，过滤去渣，即成。

〈功能主治〉益肝肾，壮阳。用于阳气不振、性功能减退。

〈用法用量〉口服：每次服15～20ml，日服3次。

《处方来源》　《河南省秘验单方集锦》

仙灵固精酒

〈处　　方〉淫羊藿（去毛边，羯羊油炒黑）200g・金樱子（去子）500g・牛膝50g・当归身50g・川芎50g・巴戟天50g・菟丝子100g・小茴香（炒）50g・补骨脂（炒）100g・肉桂50g・杜仲（姜炒）50g・沉香20g・白酒20L

〈制　　法〉将以上各药切片，用好白酒绢袋盛药，悬胆煮三炷香，放土内埋3天，小瓶以泥封口。也可以将以上各药切片用白酒密封浸泡7天后使用。

〈功能主治〉壮阳固精，健筋骨，补精髓，广嗣延年。用于中年以后血气不足者；并治下元痼冷、腰膝无力、阳道不举、梦泄遗精。

〔用法用量〕口服：每次服20～30ml，日服2次。或随性饮服。

> ⚠ 注意事项：阴虚火旺者慎用。

〔处方来源〕 清·《奇方类编》

〔附　　记〕 本方淫羊藿补肾壮阳为君，其他小茴香、补骨脂、肉桂等也可均为温补药，故适宜于下元虚冷、肾阳不足的体质。如平时咽干口燥、舌红脉数者为肾阴不足，则不宜用本方进补。

仙灵脾酒

〔处　　方〕淫羊藿（切鹅脂30g炒）180g • 陈橘皮15g • 连皮大腹槟榔30g • 黑豆皮30g • 淡豆豉30g • 桂心3g • 生姜2g • 葱白3根 • 白酒1200ml

〔制　　法〕将前8味细切，入布袋，置容器中，密封，用糠灰火外煨24小时，取出候冷。去渣，即成。

〔功能主治〕补肾益精，壮阳通络，健脾利湿。用于肾虚精气不足遗症。

〔用法用量〕口服：每次空腹或夜卧前各服100ml。服此酒后，再用浴药淋浴，壮阳气。

〔处方来源〕 宋·《圣济总录》

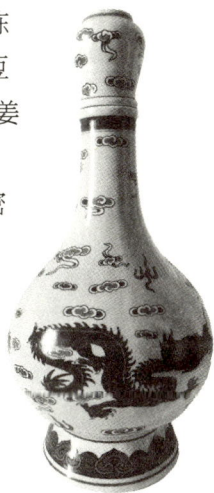

仙灵橘皮酒

〔处　　方〕淫羊藿（剉，鹅脂一两炒）300g • 陈橘皮（汤浸，去白，焙）25g • 连皮大腹（剉）槟榔（剉）20g • 黑豆皮20g • 肉桂（去粗皮）6g • 豆豉10g • 生姜5g • 葱白（切）20g • 白酒7L

〔制　　法〕上9味药，剉碎，用生绢袋盛，好酒浸，挂药不使其到底，塘灰火外煨一服时，取出候冷即可。也可以将以上各药切片用白酒密封浸泡7天后使用

〔功能主治〕补精益气。用于身体虚弱，饮食不振。

〔用法用量〕口服：早、晚各空腹30～40ml。

> ❗ 注意事项：服此酒后，紫霄花散煎汤淋浴。

处方来源　宋·《圣济总录》

仙茅助阳酒

〔处　　方〕仙茅（用乌豆汁浸3天，九蒸九晒）200g • 白酒1L

〔制　　法〕将上药切碎，置容器中，加入白酒，密封，浸泡7天后，过滤去渣，即成。

〔功能主治〕补肾壮阳，祛风除湿。用于阳痿、精冷、畏寒、腰膝冷痛、女子宫寒不孕等症。兼治老年人遗尿、小便余沥等症。

〔用法用量〕口服：每次空腹服10～15ml，日服2次。

> ❗ 注意事项：相火旺盛者忌服。

处方来源　《药酒汇编》

仙茅益智酒 I

〔处　　方〕仙茅30g • 怀山药30g • 益智仁20g • 米酒（或白酒）1L

〔制　　法〕将前3味共研为粗末，置容器中，加入白酒，密封，浸泡10天后，过滤去渣，即成。

〔功能主治〕补肾固涩，缩尿止遗。用于肾虚遗尿。亦治老年人尿多、遗尿、五更泻等症。

〔用法用量〕口服：每次服15～30ml，日服2～3次，或不拘时，适量饮用。

处方来源　《药酒汇编》

仙茅酒

〔处　方〕仙茅（米泔水浸）120g・淫羊藿120g・五加皮120g・龙眼肉100g・白酒9L

〔制　法〕将前3味切碎，与龙眼肉同置容器中，加入白酒，密封21天后，过滤去渣，即成。

〔功能主治〕补肾阳，益精血，祛风湿，壮筋骨。用于阳痿而兼腰膝酸软、精液清冷、小便清长、手足不温，或见食少、睡眠不实等症。舌苔多白润，脉沉迟。

〔用法用量〕口服：每次服10～15ml，每日早、晚各服1次。

> ❗ 注意事项：如五心烦热，小便黄赤，舌红少苔，脉细数是阴虚有热的表现，禁用此酒。

〔处方来源〕明・《妙一斋医学正印种子编》

西洋药酒方

〔处　方〕红豆蔻（去壳）30g・肉豆蔻（面裹煨，用粗纸包，压去油）30g・白豆蔻（去壳）30g・高良姜30g・甜肉桂30g・公丁香15g・怀山药15g・白糖120g・鸡蛋清2枚・白酒500ml

〔制　法〕先将前7味各研净细末，混匀备用；再将白糖霜加水1碗，入铜锅内煎化，再入鸡蛋清，煎10余沸，入干烧酒，离火，将药末入锅内拌匀，以火点着烧酒片刻，即盖锅，火灭，用纱罗滤去渣，入瓷瓶内，用冷水冰去火气即成。

〔功能主治〕温中散寒，理气止痛。用于脾胃虚寒、气滞脘满、进食不化、呕吐恶心、腹泻腹痛。

〔用法用量〕口服：每次温服15～30ml，日服2次，或不拘时，适量饮用，以瘥为度。

〔处方来源〕清・《冯氏锦囊秘录》

〔附　记〕制法亦可改用：将前7味研末，待用；另将白糖霜加水1碗，入铜锅内煎化；再入鸡蛋清，煎10余沸，与药末同置容器中，加入烧酒，密封，浸泡7～14天后，过滤去渣，即可。

肉桂黄芪酒Ⅰ

〔处　　方〕黄芪90g・肉桂90g・蜀椒90g・巴戟天90g・石斛90g・泽泻90g・白茯苓90g・柏子仁90g・炮姜80g・防风30g・独活30g・党参30g・白芍30g・制附子30g・制川乌30g・茵陈30g・半夏30g・细辛30g・白术30g・炙甘草30g・天花粉30g・山茱肉30g・白酒2L

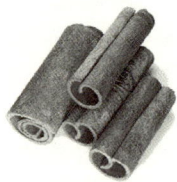

〔制　　法〕将前22味共研为粗末，置容器中，加入白酒，密封，浸泡7天后，过滤去渣，即成。

〔功能主治〕温补脾肾，祛风除湿，温经通络。用于脾虚、肢体畏寒、倦怠乏力、四肢不欲举动、关节疼痛、不思饮食等症。

〔用法用量〕口服：初服30ml，渐加之，以微麻木为度，日服2～3次。

〔处方来源〕明・《普济方》

红参鹿茸酒

〔处　　方〕红参10g・鹿茸3g・白酒500ml

〔制　　法〕将前2味蒸软后，置容器中，加入白酒，密封，浸泡15天后即可取用。酒尽添酒，味薄即止。

〔功能主治〕补气壮阳。用于阳虚畏寒、肢体不温等。

〔用法用量〕口服：每次服10～20ml，日服2次。

> ❗ 注意事项：易上火者（阴虚火旺）忌服；夏日不宜服用此药酒。

〔处方来源〕《民间百病良方》

〔附　　记〕本药酒用于治疗性功能减退症，效果亦佳。

延寿瓮头春

〔处　　方〕天冬30g・补骨脂30g・肉苁蓉30g・粉甘草30g・牛膝30g・杜仲30g・制附子15g・川椒30g（以上8味，制为末，待用）

淫羊藿（以羯羊脂500g拌炒）500g・红花500g・白芍30g・生地黄60g・苍术120g・熟地黄60g・白茯苓

120g • 甘菊花30g • 五加皮120g • 地骨皮120g • 当归120g（以上11味，切开，用绢袋装好备用）

缩砂仁15g • 白豆蔻15g • 木香15g • 丁香15g（以上4味，制为末，待用）

〈制　　法〉取糯米二斗淘净，浸24小时，再用水淘一次后，上锅蒸为糜，取出晾冷，用细末2kg及上述天冬等8味药加入糯米糜中，调匀。

将上述装有淫羊藿等11味药的绢袋，置于缸底，再将已调好曲、药的糯米糜置于缸内，压住绢袋，拍实。

投入好酒20L，封固酒缸7天，榨出澄清酒精液，注于酒坛中。加入砂仁等4味药物，再封固酒坛，隔水加热1.5小时，取出，埋于土中3天后，即可使用。

也可以将以上各药切片用10倍量白酒密封浸泡7日后使用

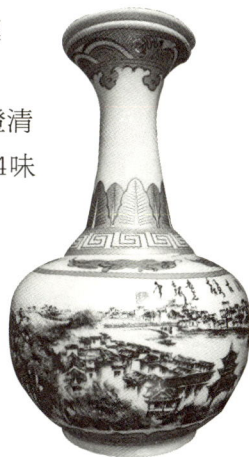

〈功能主治〉温肾壮阳，滋阴养血，理气健脾，强筋壮骨。适用于肾阳虚损、气血不足引起的腰膝冷痛、痿弱无力、阳痿遗精、精液清冷、婚后无嗣、小便频数、妇女经血不调、带下清稀、周身疲乏，精神不振、食少腹胀，胃脘冷痛等症。

〈用法用量〉每日视个人情况，酌饮1～2杯。

> ❗ 注意事项：阴虚有热，素体阳盛者忌服。另外应该注意附子含有乌头碱，有剧毒，应用制过的熟附子，并应掌握好用量，以保证用药安全。

〈处方来源〉明·《寿世保元》，《治疗与保健药酒》

〈附　　记〉本方是温补性药酒，对肾阳虚损、气血不足而致诸症有较好的治疗作用，对素体虚寒，气血弱者可做为一种保健酒适量服用。由于该酒的温补作用，饮用该酒可有浑身觉热，脐部发痒的感觉。

扶老强中酒

〔处　　方〕神曲100g・炒麦芽50g・吴茱萸25g・干姜25g・白酒1500ml

〔制　　法〕将上药共研成粗末，纱布袋装，扎口，置容器中，加入白酒泡好。7天后取出药袋，压榨取汁，将榨取液与药酒混合，静置，过滤后即可服用。

〔功能主治〕温中消食。用于脾胃虚寒，消化不良，食少腹胀。

〔用法用量〕口服：每次服10～20ml，日服2次，饭前空腹服用。

〔处方来源〕《传信适用方》

〔附　　记〕本药酒对老年人脾胃阳虚，阴寒内盛所致的消化不良，食少腹胀或腹痛者尤宜。

补肾壮阳酒

〔处　　方〕老条党参20g・熟地黄20g・枸杞子20g・沙苑子15g・淫羊藿15g・公丁香15g・远志10g・广沉香6g・荔枝肉10个・白酒1L

〔制　　法〕将前9味加工捣细碎，入布袋，置容器中，加入白酒，密封，置阴凉干燥处、经3昼夜后，打开口，盖一半，再置文火上煮数百沸，取下稍冷后加盖，再放入冷水中拔出火毒，密封后放干燥处，21天后开封，过滤去渣。即成。

〔功能主治〕补肾壮阳，养肝填精，健脾和胃，延年益寿。主治肾虚阳痿、腰膝无力、血虚心悸、头晕眼花、遗精早泄、气虚乏力、面容萎黄、食欲不振及中虚呃逆、泄泻等症。老年阳气不足而无器质性病变时，经常适量饮用，可延年益寿。

〔用法用量〕口服：每次空腹温服10～20ml，每日早、晚各服1次，以控为度。

⚠ 注意事项：阴虚火旺者慎用。服用期禁服郁金。

〔处方来源〕《古今药酒大全》，《药酒汇编》

〔附　　记〕无明显症状，且体质偏阳虚者，常服之，有"益寿延年"之功。

灵脾血藤酒

〔处　　方〕淫羊藿100g・鸡血藤80g・白酒（或米酒）1L

〔制　　法〕将前2味切碎，置容器中，加入白酒，密封，浸泡10天后，过滤去渣，即成。

〔功能主治〕温补肾阳，舒筋活络。用于肾阳不足的腰膝痛、筋骨疼痛。

〔用法用量〕口服：每次温服10～20ml，日服3次。

〔处方来源〕《药酒汇编》

固本退龄酒Ⅰ

〔处　　方〕当归30g・巴戟天30g・肉苁蓉30g・杜仲30g・人参30g・沉香30g・小茴香30g・补骨脂30g・熟地黄30g・石菖蒲30g・青盐30g・木通30g・山茱萸30g・石斛30g・天冬30g・陈皮30g・狗脊30g・菟丝子30g・牛膝30g・酸枣仁30g・覆盆子30g・枸杞子60g・神曲60g・蜀椒21g・白豆蔻9g・木香9g・砂仁15g・大茴香15g・益智仁15g・乳香15g・狗胫骨200g・淫羊藿120g・远志30g・糯米1000g・大枣500g・生姜60g（捣汁）・鲜山药120g（捣汁）・白酒35L

〔制　　法〕将前32味和远志共制为粗末，糯米同大枣同蒸为饭，待温，加入姜汁、山药汁、药末和120g炼蜜，拌和令匀，分别装入4个绢袋，各置酒坛中，每坛各注入白酒1/4，密封，浸泡21天后，即可取用。也可以将以上各药切片用白酒密封浸泡21日后使用

〔功能主治〕温肾阳，益气血，散寒邪，通经络。用于肾阳不足、气血不足、腰膝酸痛、筋骨无力、食少脘满、面色不华等症。

〔用法用量〕口服：每次温服10～20ml，每日早、晚各服1次，以疲力度。

〔处方来源〕明・《万病回春》

〔附　　记〕本方中原用豹骨120g，今以狗胫骨200g代之，用之临床，效果亦佳。

参茸补血酒

〔处　　方〕人参15g • 三七15g • 炒白术15g • 茯苓15g • 炙甘草15g • 鹿茸10g • 黄芪30g • 党参30g • 熟地30g • 炒白芍20g • 当归20g • 川芎20g • 肉桂5g • 白酒2L

〔制　　法〕将上药共研为粗末，纱布袋装，扎口，置容器中，加入白酒浸泡。14天后取出药袋，压榨取液，将榨取液与药酒混合，静置，过滤即可服用。

〔功能主治〕补元气，壮肾阳，益精血，强筋骨。用于心肾阳虚、气血两亏、腰膝酸软、精神不振、身倦乏力、头晕耳鸣、遗精滑精、盗汗自汗、子宫虚寒、崩漏带下等。

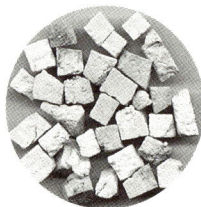

〔用法用量〕口服：每次10~15ml，日服2~3次。

> ❗ 注意事项：阴虚火旺者慎用；伤风感冒忌用；高血压者忌用。

〔处方来源〕《临床验方集》

参茸酒Ⅰ

〔处　　方〕人参60g • 鹿茸30g • 防风30g • 鳖甲30g • 萆薢30g • 羌活30g • 川牛膝30g • 独活30g • 杜仲30g • 白术30g • 玉竹30g • 当归60g • 秦艽60g • 红花60g • 枸杞子60g • 丁香20g • 冰糖120g • 白酒10L

〔制　　法〕用多年贮存的白酒10L，将药料入酒内封固，存数年，将药料滤出，加入冰糖，白酒1L，兑后使用。

〔功能主治〕温阳益气，育阴和血，祛风除湿。用于气血亏虚、四肢酸痛。

〔用法用量〕口服：每次20ml，每日1~2次。

〔处方来源〕《清太医院配方》，《治疗与保健药酒》

参茸酒Ⅱ

〔处　　方〕菟丝子60g • 牛膝40g • 熟地黄40g • 肉苁蓉40g • 鹿茸20g • 人参20g • 制附子20g • 黄芪20g • 五味子20g • 茯苓20g • 山药20g • 当归20g • 龙骨20g • 制远志20g • 红

曲10g•白糖800g•白酒8L

〔制　　法〕以上15味，鹿茸、人参粉碎成粗粉，备用。其余除红曲外，菟丝子等12味碎断，加白酒8L、蔗糖800g与红曲及上述鹿茸等粗粉同置罐内，加盖隔水加热炖至沸腾时倾入缸中密封，浸泡30天后滤取酒液，残渣压榨后药渣回收白酒，榨出液与回收酒液及滤取的酒液合并，滤过，制成8L，灌装，即得。

〔功能主治〕滋补强壮，助气固精。用于气血亏损、腰酸腿痛、手足寒冷、梦遗滑精、妇女血亏、血寒、带下淋漓、四肢无力、行步艰难。

〔用法用量〕口服，一次10~15ml，一日2次。

〔处方来源〕部颁标准中药成方制剂第十五册，海昌药业国药准字Z32020260

海马酒

〔配　　方〕海马1对，白酒500g。

〔制　　法〕将海马洗净，放入酒罐内。将白酒倒入酒罐中，盖好盖，浸泡15天即成。

〔功能主治〕补肾壮阳，活血化瘀。适用于肾阳虚衰引起的阳痿、腰酸膝软；夜尿多、尿频；也可用于各种肿块、肿痛、跌打损伤等。

〔用法用量〕可每日服3次，每次9g。

〔处方来源〕《古今药酒大全》

参椒酒

〔处　　方〕丹砂（细研后，用水飞过，另包）20g•人参30g•白茯苓30g•蜀椒（去目并闭口者，炒出汗）120g•白酒1L

〔制　　法〕上药除丹砂外，其余共捣为粗末，与丹砂同置容器中，密封，浸泡5~7天后，过滤去渣，即成。

〔功能主治〕温补脾肾。用于脾肾阳虚、下无虚冷、耳目昏花、面容苍白。

〔用法用量〕口服：每次空腹温服10ml，日服3次，勿间断。

〔处方来源〕《百病中医药酒疗法》

〔附　记〕临床证明本酒不仅适用上述诸症，脾肾阳虚所致诸症，用之皆有良效。

核桃酒

〔处　方〕核桃仁30g • 小茴香5g • 杜仲15g • 补骨脂15g • 白酒500ml

〔制　法〕将前4味切碎，置容器中，加入白酒，密封，浸泡15天后，过滤去渣，即成。

〔功能主治〕温阳补肾，固精。用于肾阳虚弱、腰膝酸软、阳痿滑精、小便频数等。

〔用法用量〕口服：每次服20ml，日服2次。

⚠ 注意事项：凡阴虚火旺者忌服。

〔处方来源〕《药酒汇编》

健阳酒Ⅰ

〔处　方〕当归9g • 枸杞子9g • 补骨脂9g • 白酒1L

〔制　法〕上药切片，用净布袋装好，用好白酒浸泡，容器封固，隔水加热半小时，取出容器静置24小时，次日即可饮用。

〔功能主治〕补肾助阳，温益精血。用于肾阳虚及精血不足、腰痛、遗精、头晕、视力下降等症。

〔用法用量〕口服：早、晚各空腹温服20～30ml，日服2次。

〔处方来源〕清·《同寿录》，《治疗与保健药酒》

〔附　记〕补骨脂补肾助阳，温中止泻，纳气平喘；当归补血活血；枸杞子补肝肾、益精明目；酒可温通血脉。所以健阳酒是一种较为平和的温补药酒。

健步酒方

〔处　　方〕生羊肠（洗净晾燥）1具 • 龙眼肉120g • 沙苑子（隔纸微焙）120g • 薏苡仁120g • 淫羊藿120g • 仙茅120g • 滴花烧酒1L

〔制　　法〕将前6味切碎，置容器中，加入烧酒，密封，浸泡21天后，过滤去渣，即成。

〔功能主治〕温肾补虚，散寒利湿。用于下部（焦）虚寒者宜之。

〔用法用量〕口服：频频饮之，常令酒气相续为妙。

处方来源　清·《随息居饮食谱》

菊杞调元酒

〔处　　方〕菊花90g • 枸杞子90g • 巴戟天90g • 肉苁蓉90g • 白酒2L

〔制　　法〕将上药共研成粗末，装入细纱布袋并扎紧袋口，放进酒坛中，加入白酒，密封浸泡7天后，启封过滤，兑入1.5L冷开水即成（也可不加冷开水）。

〔功能主治〕温肾壮阳，养肝明目。用于年老体弱，元气亏而致下元虚冷，小便清长，少腹失温，腰膝酸软，筋骨痛楚，听力失聪，视物不清等症。

〔用法用量〕口服：早、晚各空腹温服20～30ml，日服2次。

处方来源　《药酒验方选》

雪莲虫草酒

〔处　　方〕雪莲花100g • 冬虫夏草50g • 白酒1L

〔制　　法〕将雪莲花切碎，与冬虫夏草，白酒共置入容器中，密封浸泡15天后即可服用。

〔功能主治〕补虚壮阳。用于性欲减退或阳痿，表现为阴茎痿弱不起，临房不举或举而不坚。

〔用法用量〕口服：每次15ml，每日早、晚各1次。

处方来源　《高原中草药治疗手册》

雀肉补骨脂酒

〔处　　方〕麻雀9只 • 补骨脂30g • 远志30g • 蛇床子30g • 小茴香30g • 冰糖90g • 白酒2L

〔制　　法〕将麻雀去毛爪及内脏，洗净备用；余前4味药捣碎，与麻雀同入布袋，置容器中，加入白酒，加盖，置文火上煮约30分钟，离火待冷，密封，浸泡7天后，过滤去渣，即成。

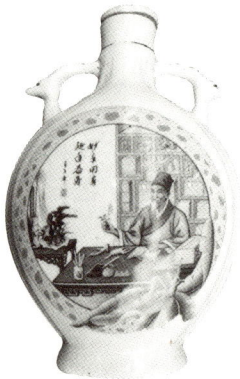

〔功能主治〕补肾阳，暖腰膝，壮身体。用于腰膝冷痛、小腹不温、阳痿、耳鸣、小便频数、精神不振等肾虚症状。

〔用法用量〕口服：每次空腹胀10～20ml，日服2次。

处方来源　《药酒汇编》

麻雀酒Ⅰ

〔处　　方〕麻雀3只 • 菟丝子15g • 肉苁蓉30g • 黄酒（或米酒）1L

〔制　　法〕将麻雀去毛及内脏；肉苁蓉切片，与菟丝子一齐置容器中，加入黄酒，密封，浸泡15天后，过滤去渣，即成。

〔功能主治〕补肾壮阳，益气固本。用于阳痿。

〔用法用量〕口服：每次10～20ml，日服2次。

处方来源　《补品补药与补益良方》

麻雀酒Ⅱ

〔处　　方〕麻雀12只 • 当归30g • 菟丝子30g • 枸杞子30g • 龙眼肉30g • 茯苓15g • 白酒2L

〔制　　法〕将麻雀去羽毛，剖腹，去内脏，洗净，置炭火上烘干至有香味，与药、白酒共置入容器中，密封浸泡3个月后即可服用。

〔功能主治〕壮阳益精，滋肾补血。用于腰脊疼痛，头昏目眩，阳痿，小便频数而清长。

〔用法用量〕口服：每次15～30ml，每日2次。

> ❗ 注意事项：高血压病患者忌服。阴虚火旺者亦宜忌服。

处方来源　《药酒汇编》

鹿茸虫草酒Ⅰ

〔处　　方〕鹿茸20g • 冬虫夏草90g • 高粱酒1.5L

〔制　　法〕将前2味切薄片，置容器中，加入白酒，密封，浸泡10天后，过滤去渣，即成。

〔功能主治〕补肾壮阳。用于肾阳虚衰、精血亏损所致的腰膝酸软无力、畏寒肢冷、男子阳痿不育等症。

〔用法用量〕口服：每次服20～30ml，日服2次。

> ❗ 注意事项：阴虚者禁用。

处方来源　《河南省秘验单方集锦》

鹿茸酒

〔处　　方〕鹿茸10g • 怀山药30g • 白酒500ml

〔制　　法〕将鹿茸切成薄片，与山药同置容器中，加入白酒，密封，浸泡7天后取用。酒尽添酒，味薄即止。

〔功能主治〕补肾壮阳。用于男子虚劳精衰、精血两亏、阳痿不举、腰膝酸痛、畏寒无力、崩漏神疲、遗尿、滑精、眩晕、耳聋、小儿发育不良、妇女宫冷不孕、崩漏带下等虚寒症状。

〔用法用量〕口服：每次空腹服15～30ml，日服3次。

处方来源　《古今图书集成》

鹿鞭酒

〔处　　方〕鹿鞭1条 • 白酒1L

〔制　　法〕将上药先用温水浸润，去内膜，切片，再置容器中，加入白酒，密封，浸泡1个月后即可取用。

〔功能主治〕补肾阳，益精血。用于肾阳不足、精血亏损、腰膝酸软、肢体乏力、畏寒怕冷、男子阳痿、妇女宫冷等症。

〔用法用量〕口服：每次服10ml，日服2次。

> ❗ 注意事项：凡阴虚火旺者忌服。

处方来源 《民间百病良方》

清宫大补酒

〔处　　方〕鹿茸20g・制杜仲30g・人参20g・白酒（或糯米、酒曲）1L

〔制　　法〕本酒系采用清朝宫廷秘方，将以上3味药切成薄片，加入酒中，密封浸泡7天，即可食用。

〔功能主治〕滋肾壮阳，健脾和中。用于疲乏神倦、食欲不振、失眠、头晕、目眩、耳鸣、腰酸、健忘、性功能减退等一切脾肾虚损之症。

〔用法用量〕口服：每次饭后服20ml，日服2次。

处方来源 中国中医研究院西苑医院

清宫换春酒

〔处　　方〕巴戟天15g・枸杞子30g・肉苁蓉25g・人参15g・白酒2L

〔制　　法〕本酒是根据清代宫廷秘方，将以上4味药切成薄片，加入低度酒中，密封浸泡7天，即可食用。

〔功能主治〕壮肾阳，益精血。用于身体虚损、神疲健忘、腰膝酸软、阳痿、遗精、性功能减退等虚损之症。

〔用法用量〕口服：每次20ml，日服（午、晚饭后）2次，或作佐餐饮用。

处方来源 中国中医研究院西苑医院

琼浆药酒

〔处　　方〕人参60g • 鹿茸30g • 龙眼肉30g • 熟附片120g • 陈皮90g • 狗脊120g • 枸杞子120g • 补骨脂120g • 黄精60g • 金樱子肉40g • 韭菜子120g • 淫羊藿120g • 冬虫夏草60g • 怀牛膝120g • 灵芝120g • 当归60g • 佛手60g • 驴肾60g • 雀脑50g • 红糖3000g • 红曲240g • 白蜜500g • 白酒50L

〔制　　法〕将药材放置洁净容器内，装入回流罐，另取45°白酒50L，分次放入白酒25L、15L、10L，加入红曲240g兑色，每次均加热至酒沸半小时后，放去药液，将残渣压榨，压榨出的酒液与3次浸出液合并，置罐内混匀，储存1个月，静置过滤即得。

〔功能主治〕益肾壮阳，滋补气血。适用于肾阳虚损、精血耗伤、气血虚弱出现的腰酸腿软、四肢乏力、手足不温、精神不振、阳痿不举、阴囊湿冷、遗精早泄、腰酸寒冷、妇女白带清稀等症。

〔用法用量〕口服：每日9~15g，每日二三次。

---

❶ 注意事项：该酒温而热，青年气盛及阴虚火旺者禁用。

处方来源　《北京市中成药规范》

〔附　　记〕"华酌既陈，有琼浆些。"这是《楚辞·招魂》中的词句，所谓琼浆意为美酒。药酒称为琼浆是言其酒之珍美。本配方鹿茸、狗脊、补骨脂、淫羊藿、冬虫夏草、驴肾、雀脑温肾助阳；熟附子温阳散寒；人参、黄精健脾益气；金樱子、韭菜子固涩精气；龙眼肉、当归、枸杞子益精养血；陈皮、佛手理气开胃；灵芝补虚安神。使该酒成为一个助肾壮阳、滋补气血的配方。

硫黄酒 I

〔处　　方〕老硫黄30g • 川椒120g • 诃子72粒 • 白酒500ml

〔制　　法〕将前3味捣碎，置容器中，加入白酒，密封，浸泡7天后，过滤去渣，即成。

〔功能主治〕温肾壮阳。用于精虚百损皆妙。

〔用法用量〕口服：少量饮之（约5～10ml），不必多杯也。

〔处方来源〕 明·《普济方》

御龙酒

〔处　　方〕人参30g · 鹿茸20g · 白酒500ml
〔制　　法〕将人参、鹿茸浸泡于白酒内，10天后即可饮用。
〔功能主治〕补益气血，活络祛湿，壮阳耐寒。用于疲乏神倦、气短懒言、食欲不振、畏寒怕冷、腰酸腿软、健忘、失眠等虚损之症。
〔用法用量〕口服：每次服20ml，日服2～3次，亦可作佐餐饮用。

〔处方来源〕 《药酒汇编》

醉虾酒

〔处　　方〕虾仁干10g · 鹿茸10g · 人参10g · 海马10g · 当归20g · 韭菜子20g · 玉竹20g · 狗鞭10g · 狗脊20g · 仙茅15g · 淫羊藿12g · 肉豆蔻10g · 丁香8g · 肉桂8g · 白酒2L
〔制　　法〕将以上各药切片用白酒密封浸泡7天后使用。
〔功能主治〕补肾壮阳，生精益髓，益智延年。用于肾虚阳痿不举、遗精早泄、头晕耳鸣、心悸怔忡、失眠健忘、腰膝酸软、未老先衰、宫寒不孕等病症。
〔用法用量〕口服：每次服15～30ml，日服2次。

❗ 注意事项：凡阴虚火旺者忌饮；孕妇、心脏病、高血压病患者慎饮。

〔处方来源〕 《福建省药品标准》

第三章

健脑益智
药酒

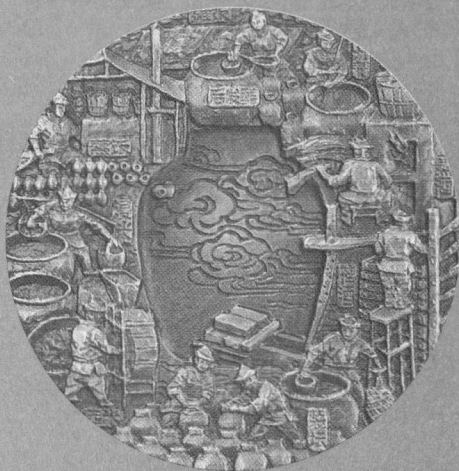

脑是人之灵机与记忆所在，为元神所藏之处，故又称"元神之府"。中医认为：肾藏精，精生髓，脑为髓海，都说明"元神"与肾有关。若肾精充足，脑髓充盈，则博闻强记，思维敏捷，意志靡坚；若肾精亏损，髓海空虚，则会出现记忆减退，思维迟钝，早衰健忘，耳目不聪等症症。健脑益智药酒即为上述病证而设。

石燕酒

〔处　　方〕石燕20枚 • 白酒100ml

〔制　　法〕上药去壳，武火炒令熟，入白酒浸泡3天即可。

〔功能主治〕益精气，强志意。用于体质虚弱、精神疲倦、健忘、思维迟钝。

〔用法用量〕口服：每晚临睡时服10～20ml，随性能补进食，令人力健。

处方来源　明·《普济方》

归脾养心酒

〔处　　方〕酸枣仁30g • 龙眼肉30g • 党参20g • 黄芪20g • 当归20g • 白术20g • 茯苓20g • 木香10g • 远志10g • 炙甘草6g • 白酒1.5L

〔制　　法〕将诸药共研为粗末，纱布袋装之，扎口，白酒浸泡。14天后取出药袋，压榨取液，将榨取液与药酒混合，静置，过滤后即可服用。

〔功能主治〕补脾养心，益气养血。用于思虑过度、劳伤心脾、心悸怔忡、健忘失眠。

〔用法用量〕口服：每次20ml，日服2次。

处方来源　宋·《济生方》

〔附　　记〕本药酒对神经衰弱及各种抑郁、倦怠、失眠者应用较好。是一种较好的抗衰老药酒。

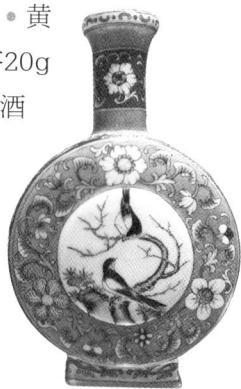

龟龄集酒Ⅰ

〔处　方〕鹿茸250g•人参200g•熟地黄60g•龟甲片80g•生地黄80g•石燕100g•地骨皮40g•蜻蜓20g•蚕蛾9g•雀脑30个•海狗肾15g•驴肾15g•急性子25g•枸杞子30g•薄荷30g•冰糖100g•大曲酒8L

〔制　法〕将上药切成薄片，置容器中，加入大曲酒，密封，浸泡15～30天，过滤去渣，制成酒剂，分125、500、750ml瓶装，待用。

〔功能主治〕补肾填精，益髓健脑。用于记忆力减退、遇事善忘、腰膝酸软、神疲乏力、面色苍白、手足不温、舌淡、脉沉细。

〔用法用量〕口服：每次服50ml，日服2次，佐膳服之。

⊙ 注意事项：孕妇慎用，伤风感冒者须暂停服。

㊟处方来源 《河南省药品标准》

〔附　记〕可用于神经衰弱、脑动脉硬化。贫血等，凡具上述表现者均可服之。

健脑补肾酒

〔处　方〕刺五加10g•黄精10g•党参10g•黄芪10g•桑椹10g•枸杞子10g•熟地黄10g•淫羊藿10g•山药10g•山楂10g•陈皮10g•雄蚕蛾10只•蜂蜜100g•白酒1L

〔制　法〕诸药切碎，纱布袋装，扎口，置入干净容器咖入白酒，密封浸泡。14天后启封，取出药袋，压榨取液，将榨取液与药酒混合，静置，加入蜂蜜，搅拌均匀，过滤后装瓶备用。

〔功能主治〕益气健脾，补肾健脑。用于脾肾精气虚衰、神疲乏力、头晕目眩、失眠健忘、食欲缺乏、耳鸣失聪、腰膝酸软、阳痿早泄、心悸气短、舌淡脉弱。老年虚证尤宜。

〔用法用量〕口服：每次10～20ml，日服2次。

⊙ 注意事项：阴虚火旺及湿热内盛者忌服。

㊟处方来源 《临床验方集》

〔附　记〕本方为山东民间验方。

脑伤宁酒

〈处　　方〉鹿茸15g • 人参15g • 黄芪15g • 茯苓15g • 柏子仁15g • 酸枣仁15g • 远志15g • 当归30g • 白芍30g • 川芎30g • 桃仁30g • 红花30g • 牛膝30g • 陈皮10g • 半夏10g • 竹茹10g • 枳实10g • 知母9g • 菊花9g • 薄荷9g • 柴胡9g • 石膏50g • 冰片5g • 甘草6g • 白糖200g • 白酒4L

〈制　　法〉上药切为饮片，入布袋，置容器中，加入白酒和白糖，密封浸泡15天后，取液分装即可服用。

〈功能主治〉醒脑安神。用于头晕头痛、目眩耳鸣、心烦健忘、失眠多梦、心悸不宁、舌质紫暗、苔薄白或白腻。脉沉细或沉涩等症。

〈用法用量〉口服：成人每次20～25ml，日服3次。儿童酌减。

> ❗ 注意事项：孕妇忌服；阴虚火旺者慎用。

〖处方来源〗 《中国基本中成药》

〈附　　记〉本药酒可供脑震荡后遗症、更年期综合征、神经衰弱、偏头痛、血管神经性头痛以及各种功能性或器质性心脏病而使记忆力减退、头晕目眩耳鸣者服用。

读书丸浸酒

〈处　　方〉远志18g • 熟地黄18g • 菟丝子18g • 五味子18g • 石菖蒲12g • 川芎12g • 地骨皮24g • 白酒1.2L

〈制　　法〉将前7味捣碎，置容器中，加入白酒，密封，浸泡7天后，过滤去渣，贮瓶备用。勿泄气。

〈功能主治〉滋肾养心，健脑益智。用于青年健忘，证见心悸、失眠、头痛耳鸣、腰膝酸软等症。

〈用法用量〉口服：每次10ml，每日早、晚各服1次。

> ❗ 注意事项：如瘀血内蓄、痰迷心窍、心脾两虚所致的健忘，不可取此药酒。

〖处方来源〗 《浙江中医杂志》

精神药酒方

〔处　　方〕枸杞子30g • 熟地黄15g • 红参15g • 淫羊藿15g • 沙苑子
25g • 母丁香10g • 沉香5g • 荔枝核12g • 炒远志3g • 冰
糖250g • 白酒1.5L

〔制　　法〕将前9味捣碎，置容器中，加入白酒和冰糖，密封，浸泡
1个月后，过滤去渣，即成。

〔功能主治〕健脑补肾。用于凡因脑力劳动过度、精神疲倦、头昏脑
胀、腰酸背痛、男子遗精、阳痿、女子月经不调等症。

〔用法用量〕口服：每晚20ml，分数次口缓缓饮下。

> ❗ 注意事项：幼、少年禁服。

处方来源　《龚志贤临床经验集》

〔附　　记〕治男子阳虚精亏不育之症极效，曾治疗10余例，服1～2料
泡酒后皆生育。

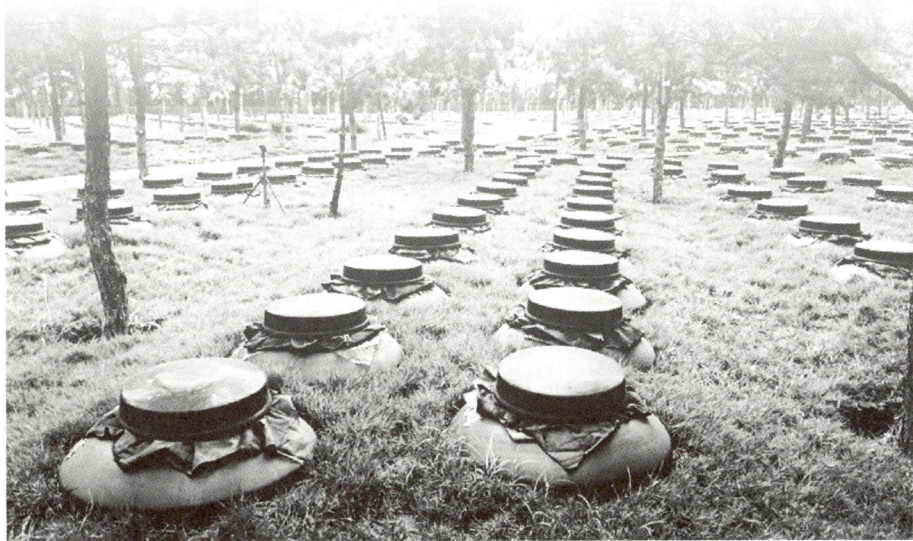

第四章

祛病强身
药酒

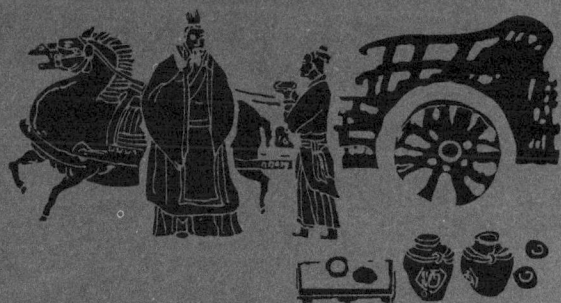

凡体质虚弱之人，抗病能力低下，而易受外邪（六淫）侵袭；或阴阳失调，脏腑功能紊乱，因而引起种种病证。运用祛病强身药酒，标本兼治，颇具效验。

十仙酒

〔处　方〕枸杞子40g・当归50g・川芎50g・白芍50g・熟地黄50g・黄芪50g・人参50g・白术50g・白茯苓50g・炙甘草50g・生姜100g・红枣50枚・白酒6L

〔制　法〕将前12味共制为粗末或切成薄片，入布袋，置容器中，加入白酒，密封，隔水煮30分钟，取出静置10天后即可取用。

〔功能主治〕补益气血。用于身体虚弱、气血不足诸症。

〔用法用量〕口服：每次20ml，日服2次。

处方来源　《药酒汇编》

人参七味酒

〔处　方〕人参40g・龙眼肉20g・生地黄20g・当归25g・酸枣仁10g・远志15g・冰糖40g・白酒1.5L

〔制　法〕将前6味共制为粗末或切成薄片，入布袋，置容器中，加入白酒，密封，浸泡14天后，去药袋；另将冰糖置锅中，加水适量，文火煮沸，色微黄之际，趁热过滤，倒入药酒中，搅匀，即成。

〔功能主治〕补气血，安心神。用于气虚血亏之体倦乏力、面色不华、食欲不振、惊悸不安、失眠健忘等症。

〔用法用量〕口服：每次10～20ml，每日早、晚各服1次。

处方来源　《实用药酒方》

人参枸杞酒Ⅰ

〔处　方〕人参20g・枸杞子350g・熟地黄100g・冰糖400g・白酒5L

〔制　法〕人参去芦头，用湿布润软后切片，枸杞子、熟地黄除去杂质，装入纱布袋内，扎紧袋口；冰糖放入锅内，加适量清水，用文火烧至冰糖溶化，呈黄色时，趁热用纱布滤过，去渣留汁，将冰糖汁、纱布药袋等入酒内，加盖封口，浸泡10～15天，每日翻动搅拌一次，浸至人参、枸杞子颜色变淡，再用纱布滤去渣，静置澄清即成。

〔功能主治〕大补元气，安神固脱，滋阴明目。用于劳伤虚损，少食倦
怠，惊悸健忘，头痛眩晕，阳痿，腰膝酸痛等症。

〔用法用量〕口服：每次服20ml，日服2次。

〔处方来源〕《中国药膳》

〔附　　记〕方中人参补气固脱，安神益智。现代药理表明，其能提高
体力、脑力劳动效率，有明显抗疲劳作用，所含某种皂苷
对小鼠有镇静镇痛作用。熟地黄滋阴养血；枸杞子补肾益
精，滋肝明目；冰糖补中益气，调和口味，所以本酒有益
气安神，滋肝明目作用。

人参姜蜜酒

〔处　　方〕人参50g · 新鲜老姜80g · 蜂蜜100g · 米酒1800ml

〔制　　法〕将整支人参和生姜片浸入酒中，并倒入蜂蜜3周后即可饮
用，2月后味减，原料不必取出可连续泡制。

〔功能主治〕大补养身。

〔用法用量〕口服：每次服20ml，日服2次。

〔处方来源〕《浙江中医杂志》

人参葡萄酒

〔处　　方〕人参20g · 葡萄100g · 白酒500ml

〔制　　法〕将人参切碎，葡萄绞汁，同置容器中，加入白酒，密封，
每日振摇1次，浸泡7天后即可取用。

〔功能主治〕益气，健脾，补肾。用于体虚气弱、腰酸乏力、食欲不
振、心悸、盗汗、干咳劳嗽、津液不足等症。

〔用法用量〕口服：每次空腹服10ml，日服2次。

❗ 注意事项：阴虚火旺者忌服。

〔处方来源〕《民间百病良方》

〔附　　记〕常作肺结核辅助治疗之用。

九仙酒

〔处　　方〕枸杞子24g • 当归身30g • 川芎30g • 白芍30g • 熟地黄30g • 人参30g • 白术30g • 白茯苓30g • 大枣10枚 • 生姜60g • 炙甘草30g • 白酒3.5L

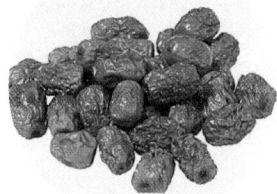

〔制　　法〕将前11味捣碎或切片薄片，置容器中，加入白酒，密封，浸泡14天后即可。冬季制备时，可采用热浸法，即密封后，隔水加热30分钟，取出，静置数日后，即可取用。均过滤去渣，即成。

〔功能主治〕大补气血，保健强身。用于凡气血不足引起的诸虚损证、体质素屑气怯血弱、而无明显症状者，亦可用之。

〔用法用量〕口服：每次15～30ml，日服2～3次，或适量饮之。

处方来源 《百病中医药酒疗法》

〔附　　记〕本药酒药性温和，有病治病，无病健身，为治病与保健之良方。

九制豨莶草药酒

〔处　　方〕豨莶草（九制）720g • 海风藤130g • 千年健130g • 威灵仙130g • 油松节130g • 川牛膝130g • 川续断130g • 桑寄生130g • 白术130g • 狗脊130g • 苍术130g • 陈皮130g • 杜仲130g • 当归130g • 伸筋草130g • 玉竹130g • 秦艽130g • 地枫皮80g • 没药（去油）80g • 红花80g • 独活80g • 川芎80g • 乳香（去油）80g • 肉桂60g • 防己110g • 麻黄20g • 红糖5kg • 白酒50L

〔制　　法〕将前26味捣碎，混匀，置容器中，加入白酒，密封，每日搅拌1次，1周后每周1次，浸泡30天以上，过滤去渣；另取红糖，用少量白酒加热溶化，加入滤液内，混匀，制成50L药酒。静置10天，取上清液，滤过，贮瓶备用。

〔功能主治〕活血补肾，祛风除湿。用于肝肾不足、骨痛膝弱、四肢麻痹、腰酸腿痛、手足无力、口眼歪斜、语言蹇涩等。

〔用法用量〕口服：每次温服30～60ml，日服2次。

〔处方来源〕 《临床验方集》

〔附　　　记〕附九制稀莶草制法：稀莶草洗净，切碎，加黄酒适量，放入瓶内蒸透，焖一夜，晒干，再加黄酒，如此九蒸九晒，即成。

三石酒

〔处　　方〕白石英150g • 阳起石60g • 磁石120g • 白酒1.5L

〔制　　法〕将三石捣成碎粒，用水淘洗干净，入布袋，置容器中加入白酒，密封，每日摇动数下，浸泡7～14天后，过滤去渣，备用。

〔功能主治〕补肾气，疗虚损。用于精神萎靡、少气无力、动则气喘、阳痿、早泄及心神不安的心悸失眠等症。

〔用法用量〕口服：每次温服50ml，日服3次。

〔处方来源〕 《药酒汇编》

三仙延寿酒

〔处　　方〕上好堆花烧酒一坛（10L）• 龙眼肉500g • 桂花200g • 白糖400g

〔制　　法〕将龙眼肉、桂花、白糖加入烧酒中，封固经年，愈久愈好。

〔功能主治〕滋补，延寿。用于身体虚弱。

〔用法用量〕口服：每次服30ml，每日1～2次。

〔处方来源〕 清·《奇方类编》

三两半药酒

〔处　　方〕当归10g • 黄芪（蜜炙）10g • 牛膝10g • 防风5g • 白酒240ml • 黄酒800ml • 蔗糖84g

〔制　　法〕将前4味粉碎成粗粉，置容器中，加入白酒和黄酒浸渍48小时后，按渗漉法以每分钟3～5ml的速度进行渗漉，并在原液中加入蔗糖，搅拌后，静置数日，滤过，即成。

〔功能主治〕益气活血，祛风通络。用于气血不和、四肢疼痛、感受风湿、筋脉拘挛等症。

〔用法用量〕口服：每次服30～60ml，日服3次。

处方来源 《药酒汇编》

〔附　　记〕临床应用，上4味各以3倍量入剂用之临床，功力尤佳。用治关节痛，肌肉疼痛，上方加桂枝30g、白花蛇45g，效佳。

小金牙酒

〔处　　方〕金牙120g • 细辛120g • 地肤子120g • 莽草120g • 干地黄120g • 防风120g • 葫芦根120g • 附子120g • 茵芋120g • 川续断120g • 蜀椒120g • 独活120g • 白酒14L

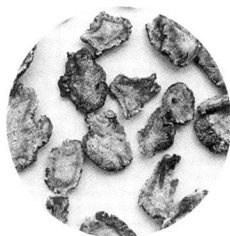

〔制　　法〕将前12味，除金牙研细末或切成薄片，入布袋外，余皆薄切，同置容器中，加入白酒，密封，浸泡4～7天后，过滤去渣，即成。

〔功能主治〕补肾壮骨，祛风除湿，温经通络。用于风痪百病、虚劳湿冷、肌缓不仁、不能行步。

〔用法用量〕口服：每次温服20ml，3日渐增之，日服2次。

处方来源 明·《普济方》

山芋酒

〔处　　方〕山药600g • 酥油180g • 莲肉180g • 冰片18g

〔制　　法〕上药同研，制成丸，每丸约3g。

〔功能主治〕养生保健。用于气阴两虚、心脾不足之虚损症。

〔用法用量〕口服：每次以酒50ml，投药一丸，加热服。

处方来源 明·《饮馔服食笺》

天麻石斛酒

〔处　　方〕石斛20g •天麻20g •川芎20g •淫羊藿20g •五加皮20g •牛膝20g •萆薢20g •桂心20g •当归20g •牛蒡子20g •杜仲20g •制附子20g •乌蛇肉20g •茵陈20g •狗脊20g •丹参20g •蜀椒25g •白酒3.5L

〔制　　法〕将前17味捣碎或切成薄片，置容器中，加入白酒，密封，浸泡7天后，过滤去渣，即成。

〔功能主治〕舒筋活血，强筋壮骨，祛风除湿。用于中风手足不遂、骨节疼痛、肌肉顽麻、腰膝酸痛、不能仰俯、腿脚肿胀等。

〔用法用量〕口服：每次温服10～15ml，日服3次。

〔处方来源〕 《药酒汇编》

天雄浸酒方

〔处　　方〕制天雄90g •茵陈90g •蜀椒（炒）45g •防风45g •羊踯躅（炒）45g •制乌头60g •制附子60g •炮姜30g •白酒5L

〔制　　法〕将前8味细切，入布袋，置容器中，加入白酒，密封，浸泡5～7天后即可取用。

〔功能主治〕补肾阳，壮筋骨。用于肾风筋急、两膝不得屈伸、手不为用、起居增剧、恶寒、通身流肿生疮。凡风冷疾病在腰膝、牵急缓纵悉理之。

〔用法用量〕口服：每次空腹服10～15ml，每日早晨，临卧前各服1次。酒尽，将药渣晒干，共研细末，每服1.5～3g，以白酒进服。

〔处方来源〕 宋·《圣济总录》

木瓜牛膝酒

〔处　　方〕木瓜25g •牛膝25g •白酒500ml

〔制　　法〕将前2味捣碎，置容器中，加入白酒，密封，浸泡15天后，过滤去渣，即成。

〔功能主治〕舒筋活络，祛风除湿。用于关节僵硬、活动不利、筋骨酸痛等症。

〔用法用量〕口服：每次服10ml，日服1次。

处方来源 《民间百病良方》

五加皮酒 I

〔处　　方〕五加皮30g·防风30g·独
活30g·薏苡仁50g·牛膝
50g·生地黄60g·牛蒡根
（去皮）60g·黑豆（炒香）
60g·大麻仁60g·羚羊角
屑20g·海桐皮20g·肉桂
10g·白酒5L

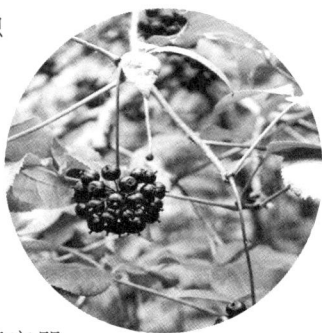

〔制　　法〕将前12味细切，入布袋，置容器
中，加入白酒（白酒），密封，浸泡7天后即可取用。酒尽
添酒，味薄即止。

〔功能主治〕清肝补肾，祛风除湿，舒筋活络。用于烦热疼痛、筋脉拘
急、关节不利、步履艰难。

〔用法用量〕口服：每次空腹随量饮之，日服2次。

处方来源 宋·《太平圣惠方》

〔附　　记〕笔者依本方去肉桂，加忍冬藤60g，治热痹，用之临床，
效果亦佳。

五加皮酒 II

〔处　　方〕五加皮20g·穿山龙20g·白鲜皮20g·秦艽30g·宣木瓜
30g·白酒1L

〔制　　法〕将前5味切碎或切成薄片，置容器中，加入白酒，密封，
浸泡7~14天后，过滤去渣，即成。

〔功能主治〕祛风除湿，舒筋活络。用于风湿性关节炎、关节拘挛
疼痛。

〔用法用量〕口服：每次10~20ml，日服2次。

处方来源 《中国药酒配方大全》

五加皮酒Ⅲ

〔处　　方〕五加皮150g・枳刺60g・独椒根皮（洗净）90g・大麻仁90g・丹参90g・肉桂30g・当归30g・炙甘草30g・蜀椒（炒）30g・白鲜皮30g・木通30g・天雄（制）15g・川芎15g・干姜15g・薏苡仁15g・白酒7500ml

〔制　　法〕将前15味细切，入布袋，置容器中，加入白酒，密封，浸泡4～7日后，过滤去渣，即成。

〔功能主治〕祛风湿，助肾阳，壮筋骨。用于筋虚极、善悲、颜面苍白、手足拘挛、举动缩急、腹中转痛。

〔用法用量〕口服：每次空腹温服5～15ml，日服2次。以瘥为度。

〖处方来源〗　宋・《圣济总录》

五加地黄酒

〔处　　方〕五加皮90g・熟地黄90g・丹参90g・杜仲（去粗皮，炙微黄）90g・蛇床子90g・干姜90g・天冬30g・钟乳120g・枸杞子60g・高粱酒7.5L・冰糖0.75kg

〔制　　法〕以上药物细剉或切成薄片，用生绢袋盛，浸高粱酒，浸2夜后滤清加冰糖，和匀即可。

〔功能主治〕调和营卫，大补心神。用于男子肾水虚寒、小便余沥，妇人阴气不足、腰膝常痛、瘫痪拘挛等症，皆因五劳七伤所致者。

〔用法用量〕口服：早、晚二次，每次空腹温饮50ml，量小者减之。

〖处方来源〗　《成药全书》

五味九香酒

〔处　　方〕九香虫30g・五味子30g・肉豆蔻30g・党参20g・白酒1L

〔制　　法〕将前4味粗碎或切成薄片，入布袋，置容器中，加入白酒，密封隔日摇动数下，浸泡14天后，过滤去渣，即成。

〔功能主治〕温补脾肾，散寒止泻。用于脾肾虚弱引起的腹部畏寒、脐周疼痛、形寒肢冷、泻后痛减等症。

〔用法用量〕口服：每次10～15ml，日服2次。

〖处方来源〗　《药酒汇编》

五积散酒

〔处　　方〕茯苓80g• 桔梗60g• 当归60g• 白芍60g• 陈皮60g• 苍术（炒）60g• 白芷60g• 姜厚朴60g• 炒枳壳60g• 麻黄60g• 制半夏60g• 甘草60g• 川芎30g• 干姜30g• 蔗糖2000g• 白酒17.5L

〔制　　法〕将前14味共制为粗末或切成薄片，置容器中，加入白酒，浸渍15天后，按渗漉法，以每分钟1~3ml的速度进行渗漉，收集漉液；另取蔗糖制成糖浆，待温，加入上述渗漉液中，搅匀，静置，滤过，约制成17.5L，分装贮瓶，备用。

〔功能主治〕散寒解表，祛风燥湿，消积止痛。用于风寒湿痹、头痛、身痛、腰膝冷痛及外感风寒、内有积滞等症。

〔用法用量〕口服：每次服15~30ml，日服2次。

处方来源　《临床验方集》

牛膝石斛酒

〔处　　方〕牛膝40g• 石斛20g• 制杜仲20g• 丹参20g• 生地黄20g• 白酒1L

〔制　　法〕将前5味捣碎或切片，置容器中，加入白酒，密封，浸泡7天后，过滤去渣，即成。

〔功能主治〕补肾强骨，活血通络。用于肾虚腰痛、关节疼痛等。

〔用法用量〕口服：每次10~15ml，日服3次。

处方来源　《药酒汇编》

牛膝酒 I

〔处　　方〕牛膝90g• 山芋90g• 川芎90g• 制附子60g• 巴戟天60g• 五味子60g• 黄芪60g• 山茱萸60g• 人参60g• 五加皮75g• 生姜75g• 防风75g• 肉苁蓉75g• 肉桂30g• 茵陈30g• 生地黄30g• 磁石（醋缎碎）30g• 蜀椒（去目闭口者，炒出汗）15g• 白酒10L

〔制　　法〕将前18味加工捣碎或切成薄片，入布袋，置容器中，加入白酒，密封，浸泡3~7天后，过滤去渣，即成。

〔功能主治〕温肾益气，祛风除湿，舒筋通络。用于虚劳、腰脚疼痛、下元冷惫、阳气衰弱。

〔用法用量〕口服：不拘时，每次温服5～10ml，常令有酒气为妙。

处方来源 宋·《圣济总录》

牛膝酒Ⅱ

〔处　方〕牛膝15g · 秦艽15g · 天冬15g · 独活18g · 五加皮12g · 细辛6g · 石楠叶6g · 薏苡仁6g · 制附子6g · 巴戟天6g · 杜仲6g · 肉桂12g · 白酒2L

〔制　法〕将前12味共研为粗末，入布袋，置容器中，加入白酒密封，浸泡14天后，过滤去渣，即成。

〔功能主治〕祛风湿，壮腰膝。用于关节疼痛、步履无力等。

〔用法用量〕口服：每次10～15ml，日服3次。

处方来源 《药酒汇编》

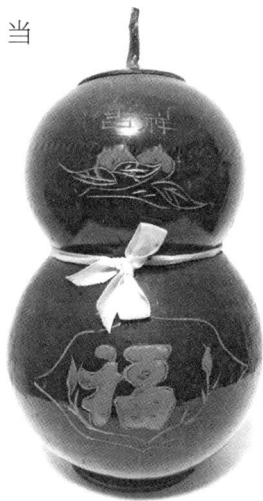

乌蛇黄芪酒

〔处　方〕乌蛇肉90g · 炙黄芪60g · 当归60g · 桂枝30g · 白芍25g · 白酒3L

〔制　法〕将前5味切碎或切成薄片，置容器中，加入白酒，密封，隔水蒸煮1小时，取出待冷。浸泡7天后，过滤去渣，即成。药渣添酒再浸，味薄即止。

〔功能主治〕补气活血，驱风通络。用于半身不遂、肌肉消瘦、肢体麻木等症。

〔用法用量〕口服：每次服20ml，日服3次。

处方来源 《药酒汇编》

双乌暖胃酒

〔处　　方〕川乌（烧存性）5g • 草乌（烧存性）5g • 当归5g • 黄连5g • 生甘草5g • 高良姜5g • 陈皮5g • 红砂糖520g • 甜酒2.5L • 烧酒5L

〔制　　法〕将前7味捣碎或切成薄片，入布袋，待用；另将红砂糖，以水醋各半调匀，去渣，与药袋同置容器中，加入烧酒和甜酒，密封，浸泡5天后，过滤去渣，即成。

〔功能主治〕温通经络，暖补脾胃。用于脾胃虚弱、精神疲乏。

〔用法用量〕口服：不拘时候，随量饮用。

处方来源　《药酒汇编》

双参酒Ⅱ

〔处　　方〕西洋参30g • 沙参20g • 麦冬20g • 黄酒800ml

〔制　　法〕将前3味捣碎或切成薄片，置容器中，加入黄酒，以文火煮沸，取下待冷后，密封，每日振摇1次，浸泡7天后开封，加入凉开水200ml，搅匀，滤过，备用。

〔功能主治〕补气养阴，清热生津，润肺止咳。用于烦热口渴、口干舌燥、津液不足、肺虚燥咳、体倦神疲等症。

〔用法用量〕口服：每次20ml，日服1次。

❗ 注意事项：虚寒便溏者忌服。

处方来源　《药酒汇编》

石斛山药酒

〔处　　方〕石斛120g • 怀山药60g • 熟地黄60g • 山茱萸30g • 怀牛膝30g • 白术30g • 白酒3L

〔制　　法〕将前6味共制为粗末或切成薄片，入布袋，置容器中，加入白酒，密封，隔日振摇数下，浸泡14天后，过滤去渣，即成。

〔功能主治〕补益肝肾，健脾养阴。用于身体虚弱、腰膝酸软。

〔用法用量〕口服：每次10~25ml，日服3次。

处方来源　《药酒汇编》

石斛酒Ⅰ

〔处　　方〕石斛120g • 丹参60g • 白芍60g • 杜仲60g • 防风60g • 白术60g • 人参60g • 桂心60g • 五味子60g • 白茯苓60g • 陈皮60g • 黄芪60g • 怀山药60g • 当归60g • 炮干姜60g • 炙甘草30g • 牛膝90g • 白酒8L

〔制　　法〕将前17味细研或切片，入布袋，置容器中，加入白酒，密封浸泡7天后，过滤去渣，即成。

〔功能主治〕健脾补肾，活血通络，益气暖胃。用于风湿虚劳、脚气痹弱、筋骨疼痛、腹内冷痛、不思食。

〔用法用量〕口服：每次5～15ml，日服2次。

处方来源　宋·《太平圣惠方》

石斛酒Ⅱ

〔处　　方〕石斛120g • 黄芪60g • 丹参60g • 杜仲60g • 牛膝60g • 人参60g • 五味子60g • 白茯苓60g • 山茱萸60g • 怀山药60g • 萆薢60g • 防风60g • 生姜60g • 枸杞子90g • 天冬90g • 细辛90g • 薏苡仁90g • 白酒12L

〔制　　法〕将前17味细切，入布袋，置容器中，加入白酒，密封，浸泡7天后，过滤去渣，即成。

〔功能主治〕补虚劳，益气力，利关节，坚筋骨。用于虚损、腰脚痹弱及头面游风等症。

〔用法用量〕口服：每次10～20ml，日服2次。

处方来源　宋·《太平圣惠方》

生石斛酒

〔处　　方〕生石斛（捣碎）1000g • 牛膝400g • 杜仲300g • 丹参300g • 生地黄（切，曝令干）1L • 清酒10L

〔制　　法〕以上5味切成薄片，用绢袋盛，加清酒入器中渍7天。

〔功能主治〕利关节，坚筋骨，强健悦泽。用于风痹脚弱、腰胯冷痛。

〔用法用量〕口服：饭前温服30ml，日服3次或夜服1次，加至50～60ml，渐至100ml。

⚠ 注意事项：忌芜荑。

处方来源　唐·《外台秘要》

〔附　　记〕生石斛适合老年性风湿性关节炎和产后关节炎，因体弱而引起的肢体乏力或疼痛亦有一定的疗效。

加味养生酒Ⅰ

〔处　　方〕枸杞子60g • 牛膝60g • 山茱萸60g • 生地黄60g • 杜仲60g • 菊花60g • 白芍60g • 五加皮120g • 桑寄生120g • 龙眼肉240g • 木瓜30g • 当归30g • 桂枝9g • 白酒10L

〔制　　法〕将前13味共制为粗末，入布袋，置容器中，加入白酒，密封，浸泡10天后，过滤去渣，即成。

〔功能主治〕补肾养肝，益精血，强筋骨，祛风湿。用于腰膝疼痛、四肢麻木、头目眩晕、风湿痹痛等症。

〔用法用量〕口服：每次10～20ml，日服2次。

处方来源　《药酒汇编》

百药长酒

〔处　　方〕当归30g • 川芎15g • 白芍30g • 怀地黄120g • 白术30g • 白茯苓30g • 天冬60g • 麦冬60g • 牛膝30g • 杜仲30g • 补骨脂30g • 茴香30g • 五味子30g • 枸杞子120g • 陈皮30g • 半夏30g • 苍术30g • 厚朴30g • 枳壳30g • 香附30g • 砂仁1.5g • 肉桂30g • 羌活30g • 独活30g • 白芷30g • 防风30g • 乌药30g • 秦艽30g • 何首乌60g • 川萆薢30g • 干茄根120g • 晚蚕砂30g • 干姜30g • 红枣500g • 白酒30L

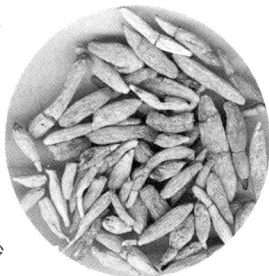

〔制　　法〕上药制为薄片或粗末，盛入绢袋，悬于酒坛中，再将烧酒倾入封固，半月后开启饮用。

〔功能主治〕益精血，补肝肾，理脾胃，祛风湿。用于肝肾不足、脾胃不和，风湿痹阻经络等所致的身体虚弱、腰膝无力，食少腹满、胸闷恶心、筋骨疼痛等症。

〔用法用量〕口服：每次空腹温服15～30ml，每日早、晚各服1次。

处方来源　清·《摄生秘剖》，《治疗与保健药酒》

百益长春酒Ⅱ

〔处　　方〕党参90g・白术60g・茯苓90g・生地黄90g・白芍60g・当归60g・川芎30g・木樨花250g・龙眼肉250g・福红曲60g・冰糖1.5kg・高粱酒30L

〔制　　法〕上药共为薄片或粗末，用绢袋盛，用高粱酒，浸数日，约7日时，滤清加冰糖。

〔功能主治〕补益气血，健脾。凡人虚损劳伤、筋骨疼痛或半身不遂或左瘫右痪皆由气血两亏、营卫失常所致者，久服此酒则气血充足，百体受益，长春可保。

〔用法用量〕口服：每次空腹温服15～30ml，每日早、晚各服1次。

处方来源　《成药全书》

〔附　　记〕木樨花：辛温无毒，能润发生，生津，辟臭，化痰，美颜色。

虫草壮元酒

〔处　　方〕冬虫夏草5g・人参10g・党参20g・熟地黄20g・黄芪15g・制何首乌15g・白酒500ml・黄酒500ml

〔制　　法〕将上药共研为粗末或切成薄片，纱布袋装，扎口，置容器中，将白酒、黄酒混合后浸泡上药。14天后取出药袋，压榨取液，将榨取液与药酒混合，静置，过滤后即可服用。

〔功能主治〕益气补肺，滋养肝肾。用于体虚、精神倦怠、头晕健忘。

〔用法用量〕口服：每次20ml，日服2次。

处方来源　《民间百病良方》

〔附　　记〕常服本药酒能补元气，强体魄。

回春酒Ⅰ

〔处　　方〕人参30g・荔枝肉1kg・白酒2.5L

〔制　　法〕将人参切成薄片，荔枝去核，装绢袋内，用好白酒浸泡，封固，3天后可使用。

〔功能主治〕补元气，益精神，凡体质虚弱、精神不振者，尤其是老年人可服用。

〔用法用量〕口服：每日早晚各饮30～50ml。

> ❗ 注意事项：因该酒性质偏温，有虚火者不宜使用。

〔处方来源〕 清・《同寿录》，《治疗与保健药酒》

〔附　　记〕据文献记载，该酒尚有改善老年人性功能作用，方中荔枝是一种美味水果，具有益血、生津、益智宁心的作用，并略有助阳之功。

肉桂黄芪酒Ⅱ

〔处　　方〕黄芪45g・肉桂45g・巴戟天45g・石斛45g・泽泻45g・白茯苓45g・柏子仁45g・蜀椒45g・炮姜40g・防风15g・独活15g・党参15g・白芍15g・制附子15g・制川乌15g・茵陈15g・半夏15g・细辛15g・山术15g・炙甘草15g・天花粉15g・山萸肉15g・白酒5L

〔制　　法〕将前22味共研为粗末或切成薄片，入布袋，置容器中，加入白酒密封，浸泡7～14天后，过滤去渣，即成。

〔功能主治〕温中散寒，益气健脾，祛湿止痛。用于脾虚畏寒、倦怠乏力、关节疼痛、不思饮食等症。

〔用法用量〕口服：每次20ml，日服3次。

〔处方来源〕 《药酒汇编》

延寿酒Ⅲ

〔处　　方〕黄精30g・苍术30g・天冬20g・松叶40g・枸杞子30g・白酒1.5kg

〔制　　法〕上5味药，均捣碎或切成薄片，置瓶中，白酒浸7天后开取，去渣备用。也可以水30L，共药煮1天，酿酒。

〔功能主治〕补虚延年。用于体倦乏力、饮食减少、头晕目眩、腰膝不利。

〔用法用量〕口服：每次空腹温服30～50ml，每日早、晚各服1次。

处方来源 汉·《华氏中藏经》，《药酒难验方选》

延龄酒 I

〔处　　方〕枸杞子400g·龙眼肉200g·当归100g·白术（炒）50g·大黑豆250g·白酒15L

〔制　　法〕上药掏碎或切片，用绢袋盛，浸入白酒中，7天后饮。

〔功能主治〕延年益寿。用于增强体质。

〔用法用量〕口服：每次空腹温服30～50ml，每日早、晚各服1次。

处方来源 清·《奇方类编》

〔附　　记〕枸杞子滋肝肾，龙眼肉益心脾，当归补血，白术益气，大黑豆中含有丰富的蛋白质、脂肪、碳水化合物、维生素B_1、维生素B_2、维生素B_3等营养物质，故合方能滋补五脏气血而延年益寿。

红参海狗肾酒

〔处　　方〕红参1根·海狗肾1具·高粱酒1500ml

〔制　　法〕先将海狗肾洗净，切碎，入布袋，与红参一同置容器中，加入高粱酒，密封，浸泡10～15天后即可取用，酒尽添酒，味薄即止。

〔功能主治〕大补元气，强肾壮阳，益精填髓。用于中老年人元气不足，肾阳虚衰所致的阳痿，精冷，神疲乏力等症。

〔用法用量〕口服：每次10ml，日服2次。

处方来源 《民间百病良方》

扶衰酒

〔处　　方〕五味子6g·柏子仁6g·丹参6g·龙眼9g·党参9g·白酒600ml

〔制　　法〕将前5味捣碎，入布袋，置容器中，加入白酒，密封，浸泡14天后（浸泡期间，每日振摇1次），过滤去渣，即成。

〔功能主治〕补气血，滋肺肾，宁心安神。用于体虚无力、食欲不振、怔忡健忘、心悸不安、失眠等。

〔用法用量〕口服：每次20ml，日服2次。

处方来源 《民间百病良方》

苡仁牛膝酒

〔处　　方〕薏苡仁120g •牛膝70g •赤芍45g •酸枣仁（炒）45g •炮姜45g •制附子45g •柏子仁45g •石斛45g •炙甘草30g •白酒5L

〔制　　法〕将前9味共研为粗末，入布袋，置容器中，加入白酒，密封，浸泡7~10天后，过滤去渣，即成。

〔功能主治〕益肝肾，利关节，祛湿除痹。用于肝风筋脉拘挛、关节不可屈伸等。

〔用法用量〕口服：不拘时，每次温服10ml。

处方来源 《药酒汇编》

苁蓉强壮酒I

〔处　　方〕肉苁蓉50g •川牛膝40g •菟丝子20g •制附子20g •椒仁30g •肉豆蔻仁20g •补骨脂（炒香）25g •楮实25g •巴戟天（炒黄）30g •木香15g •鹿茸（去毛，酥炙）10g •肉桂20g •蛇床子15g •炮姜20g •白酒3L

〔制　　法〕上14味药，共碎细或切片，用白布包贮置于净器中，用白酒浸泡，封口，春夏5天，秋冬7天后开取。

〔功能主治〕补益肝肾，活血止痛。用于肝肾虚损，腹部、胸胁酸痛，下元虚冷。

〔用法用量〕口服：每次20ml，日服2次。

处方来源 《药酒验方选》

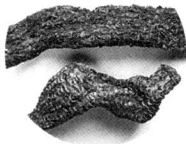

杞蓉药酒

〔处　　方〕枸杞子400g •肉苁蓉70g •何首乌200g •牛膝70g •茯苓
70g •当归70g •补骨脂70g •红花45g •麦冬10g •栀子
10g •红曲9g •白酒10L

〔制　　法〕将肉苁蓉、何首乌分别加水煎煮3次（依次为2小时、1小
时、1小时）。合并煎液，滤过，浓缩至比重1∶15～1∶20
的清膏，加入白酒1000ml，搅匀，静置，滤过，备用。
余药除红花、枸杞、红曲外，均研成粗粉，再与红花等3
味混匀，用白酒8L渗漉。将煎液与渗漉液混合，静置，滤
过，分装。或以上各药切片，用白酒密封浸泡7天后使用。

〔功能主治〕补益肝肾，养血明目。用于肝肾两虚，头晕目花，腰膝
酸痛。

〔用法用量〕口服：一次10～16ml，日服2次。

处方来源　《新编中成药》

还童酒Ⅰ

〔处　　方〕熟地黄9g •生地黄9g •秦艽9g •麦冬9g •川萆薢6g •怀
牛膝6g •苍术6g •陈皮6g •川续断6g •枸杞子6g •丹
皮6g •木瓜6g •小茴香3g •羌活3g •独活3g •乌药
3g •桂皮1.5g •白酒1L

〔制　　法〕将前17味共制为粗末或切成薄片，入布袋，置容器中，加
入白酒，密封，浸泡14天后，过滤去渣，即成。

〔功能主治〕填精补髓，强筋壮骨，疏风活络，大补元气。用于肝肾虚
弱、腰膝酸痛、肢体麻木等症。

〔用法用量〕口服：每次服15ml，日服2次。

处方来源　《药酒汇编》

还童酒Ⅱ

〔处　　方〕熟地黄90g •生地黄120g •全当归120g •川萆薢
60g •羌活30g •独活30g •怀牛膝60g •秦艽90g •苍术
60g •广陈皮 60g •川断60g •麦冬90g •枸杞子60g •川
桂皮15g •小茴香30g •乌药30g •丹皮60g •宣木瓜

60g • 五加皮120g • 白酒25L

〔制　　法〕上药装入绢袋，浸于陈酒中，酒坛封固，隔水加热1.5小时，然后晾凉，将酒坛埋于地下7天后，即可饮用。

〔功能主治〕补肝肾，强筋骨，养阴血，祛风湿。用于老年人因肝肾不足，气血虚弱，感受风寒湿邪，使经络闭阻，气血运行不畅，以致关节疼痛，筋骨无力，步履不便者。

〔用法用量〕口服：每日早、晚各饮50ml。

处方来源　清·《回生集》，《治疗与保健药酒》

〔附　　记〕该药酒在配伍上，较注意补阴养血药的运用，因而适用于风湿筋骨不利，兼有面色不华等阴血不足现象者；由于能使老人恢复运动功能，故称为还童酒。

补肾健脾酒

〔处　　方〕白术（土炒）30g • 青皮30g • 生地黄30g • 姜厚朴30g • 姜杜仲30g • 补骨脂（微炒）30g • 广陈皮30g • 蜀椒30g • 巴戟肉30g • 白茯苓30g • 小茴香30g • 肉苁蓉30g • 青盐15g • 黑豆（炒香）60g • 白酒15L

〔制　　法〕将前14味共研粉末或切薄片，置容器中，加入白酒，密封，浸泡7～10天后，过滤去渣，即成。

〔功能主治〕补肾健脾。用于脾肾两虚、男子阳痿、女子月经不调、赤白带下等症。

〔用法用量〕口服：每次空腹温服15～30ml，每日早、晚各服1次。

❗ 注意事项：忌食牛、马肉，妇女怀孕不可再服。

处方来源　《药酒汇编》

补益延龄酒

〔处　　方〕潞党参30g • 沉香30g • 丁香30g • 檀香30g • 甘草30g • 白茯苓60g • 熟地黄60g • 当归60g • 广陈皮60g • 白术60g • 黄芪60g • 枸杞子60g • 白芍60g • 红曲120g • 蜂蜜3kg • 高粱酒15L • 酒酿4kg

〔制　　法〕将前13味加工捣碎，置容器中，加入高粱酒、红曲、酒酿和蜂蜜，密封，浸泡15天后，药性尽出，即可开封启用。

〔功能主治〕健脾养胃，顺气消食，调营益气。用于诸虚百损。

〔用法用量〕口服：不拘时候，随意饮用。

🔖处方来源　《中国药酒配方大全》

补益酒Ⅰ

〔处　　方〕肉苁蓉90g・肉豆蔻150g・山萸肉45g・丹砂（细研为末，另包）10g・白酒2L

〔制　　法〕前3味药，捣碎或切片，合丹砂，置于瓶中，用好酒浸之，封口，经7天后开取。

〔功能主治〕补益肝肾，益精血。用于肝肾虚损、腰腿软弱、头昏目眩、神志恍惚。

〔用法用量〕口服：早、晚空腹温饮50ml。

🔖处方来源　《药酒验方选》

补虚黄芪酒

〔处　　方〕黄芪60g・五味子60g・萆薢45g・防风45g・川芎45g・川牛膝45g・独活30g・山茱萸30g・白酒3L

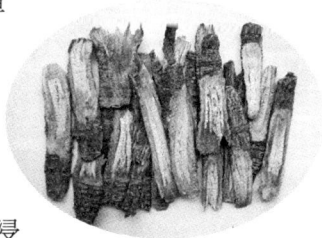

〔制　　法〕将前8味细切，入布袋，置容器中，加入白酒，密封，浸泡5～7天后，过滤去渣，即成。

〔功能主治〕补虚泻实，活血祛风，温经止痛。用于虚劳、手足逆冷、腰膝疼痛。

〔用法用量〕口服：每次空腹温服10～15ml，日服1～2次。

🔖处方来源　宋・《圣济总录》

灵芝酒

〔处　　方〕灵芝500g・白酒10L

〔制　　法〕取灵芝切碎，用酒浸泡15天以上。

〔功能主治〕滋补强壮，助消化。用于治疗冠心病、心绞痛、神经衰弱、老年慢性支气管炎、肝炎等，体弱老人可久服。

〔用法用量〕口服：每次1小杯（约10ml），每日1～2次。

〔处方来源〕《中国古代养生长寿秘法》

豹骨健身养心酒

〔处　　方〕豹胫骨（酥炙，牛骨代）50g・黄芪（剉）50g・桔梗（炒）50g・酸枣仁（炒）50g・茯神（去木）50g・羌活（去芦）50g・石菖蒲50g・远志（去心）50g・川芎50g・牛膝（酒浸一宿，切，焙）50g・熟地黄（焙）50g・萆薢50g・苁蓉（酒浸一宿，切，焙）50g・附子（生去皮、脐，以新汲水浸半日，又破作二片，换水浸一日，焙干）50g・石斛（去根）50g・防风（去叉）25g・羚羊角（镑）25g・白酒10L

〔制　　法〕上药剉细或切片，以生绢袋盛，加入白酒浸泡，密封瓶口，春夏3天，秋冬7天。

〔功能主治〕补养肝肾，调顺血气，补虚排邪，理腰膝。用于风痹、皮肤麻木或重着、步履艰难，久服去健忘、益心气、清头目、定神魂。

〔用法用量〕口服：每次温饮50ml，每日2次，服尽，再添酒5L浸。

〔处方来源〕宋・《圣济总录》

固本酒I

〔处　　方〕生地黄60g・熟地黄60g・白茯苓60g・天冬30g・麦冬30g・人参30g・白酒5L

〔制　　法〕将前6味切片，置容器中，加入白酒，密封，浸泡3天后，并以文火隔水煮1～2小时，以酒黑色为度。待冷，过滤去渣，静置数日，即成。

〔功能主治〕滋阴益气，乌须发，美容颜。用于劳疾、面容憔悴、须发早白。

〔用法用量〕口服：每次空腹温服15～30ml，日服1～2次。

处方来源　明·《扶寿精方》

〔附　　记〕或并用铜钱炒韭子米（每次0.5～1.5g），以此酒送服。

固本遐龄酒Ⅱ

〔处　　方〕当归（酒洗）50g•巴戟天（酒浸，去心）50g•肉苁蓉（酒洗）50g•杜仲（酒炒，去丝）50g•人参（去芦）50g•沉香50g•小茴香（酒炒）50g•补骨脂（酒炒）50g•石菖蒲（去毛）50g•青盐50g•木通50g•山茱萸（酒蒸，去核）50g•石斛50g•天冬（去心）50g•熟地黄50g•陈皮50g•狗脊50g•菟丝子（酒浸，蒸）50g•牛膝（去芦）50g•酸枣仁（炒）50g•覆盆子（炒）50g•枸杞子100g•蜀椒（去子）35g•神曲（炒）100g•白豆蔻12g•木香12g•砂仁6g•大茴香6g•益智（去壳）6g•乳香6g•虎胫骨（酥炙，牛骨代）100g•淫羊藿（要新者）200g•糯米500g•大枣500g•生姜（捣汁）100g•远志50g•甘草（水泡去心）50g•鲜山药（捣汁）200g•小黄米明流烧酒（或白酒）70L

〔制　　法〕上药依法炮制为末，糯米、枣肉、黏饭同姜汁、山药汁、炼蜜4两和成块，分为4块，4绢袋盛之，入酒坛内浸21天。

〔功能主治〕和气血，养脏腑，调脾胃，解宿醉，强精神，悦面色，助劳倦，补诸虚，久服除百病。

〔用法用量〕口服：每次空腹温服30～60ml，日服1～2次，数日见效。

处方来源　明·《万病回春》

周公百岁药酒

〔处　　方〕黄芪（蜜炙）60g•茯神60g•潞党参30g•麦冬30g•茯苓30g•白术30g•枣皮30g•川芎30g•龟板胶30g•阿胶30g•防风30g•广陈皮30g•枸杞子30g•当归36g•熟地黄36g•生地黄36g•桂心18g•五味子24g•羌活24g•红枣1kg•冰糖1.5kg•高粱酒15L

〔制　　法〕将前19味捣碎或切成薄片，置容器中，加入白酒、大枣和冰糖，密封，浸泡30天后，过滤去渣，即成。

〔功能主治〕补益气血，养心安神。用于虚损、五劳七伤、精神疲倦、心悸气短、喘促多汗、头晕目眩、健忘寐差、筋骨疼痛、腰酸肢麻、形容憔悴、反胃噎嗝、妇人崩漏、带下、脉虚无力等症。老年人常服，亦能乌须黑发。

〔用法用量〕口服：每次服30～50ml，日服2次。不善饮酒者可减半，并以温开水冲淡取之。

> ❗ 注意事项：凡阴虚火旺者慎服；病症属实者忌服。

处方来源　《药酒配方大全》

〔附　　记〕此药酒是以温补为主，寓散于补，补而不空，是有效的补益药酒。

鱼鳔鹿角酒

〔处　　方〕黄鱼鳔50g・鹿角50g・黄酒500ml

〔制　　法〕将鹿角切成薄片，与黄鱼鳔炒至色黄质脆，共研细末，置容器中，加入黄酒，密封，浸泡7天后即可取用。

〔功能主治〕滋阴补肾，强身壮体。用于肾虚腰痛、腰膝酸软等。

〔用法用量〕口服：每次20ml，日服3次。用时摇匀，将药末与酒一同饮服。

处方来源　《民间百病良方》

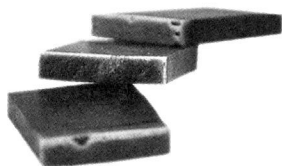

狗脊参芪酒

〔处　　方〕狗脊30g・丹参30g・黄芪30g・当归25g・防风15g・白酒1L

〔制　　法〕将前5味粉碎，入布袋，置容器中，加入白酒，密封，浸泡15天后，过滤去渣，即成。

〔功能主治〕补肝肾，益气血，祛风湿，通经络。用于肝肾虚弱、气血不足、风湿痛等。

〔用法用量〕口服：每次服20ml，日服2次。

处方来源 《药酒汇编》

参归养荣酒

〔处　　方〕生晒参50g•糖参50g•全当归50g•龙眼肉200g•玉竹80g•红砂糖1.6kg•52°白酒8L

〔制　　法〕将前5味切片，置容器中，加入白酒4800ml，密封，浸泡2周以上，过滤去渣，与压榨液合并，加入砂糖，加水适量，加热溶解，然后加入剩余的白酒，拌匀，静置14天以上，滤过，分装，备用。

〔功能主治〕补气养血，滋阴润燥，养心益脾。用于气阴两虚、心脾不足之虚损贫血、神疲乏力、面色萎黄、失眠多梦、心悸健忘、眩晕、耳鸣、食少纳差者。

〔用法用量〕口服：每次15～20ml，日服2次。

处方来源 《药酒汇编》

〔附　　记〕此药酒以补益为主，不滞不腻，颇适用于气阴两虚、心脾不足引起的病症患者饮用。

参茸酒Ⅲ

〔处　　方〕人参60g•补骨脂（盐制）30g•鹿茸60g•佛手片30g•淫羊藿360g•红花30g•薏苡仁360g•砂仁30g•萆薢360g•苍术（炒）30g•熟地黄360g•乌药30g•陈皮360g•紫草30g•牛膝360g•防风30g•玉竹360g•乌梢蛇30g•红曲60g•枸杞子30g•木瓜60g•羌活30g•续断60g•川芎（酒制）15g•五加皮30g•草乌（制）15g•肉桂30g•檀香15g•白芍（炒）30g•豆蔻15g•当归30g•川乌（制）15g•青皮（醋制）30g•丁香15g•白芷30g•杜仲（盐制）30g•木香30g•白酒100L•白糖7.5kg

〔制　　法〕将前37味细研或切成薄片，入布袋，置容器中，加入白酒，密封浸泡7天后，过滤去渣，即成。

〔功能主治〕滋补强壮，舒筋活血，健脾和胃。用于身体虚弱、脾胃不振、精神萎靡等症。

〔用法用量〕口服：每次10~15ml，一日2次。

❗ 注意事项：孕妇忌服，高血压者慎用。

㊟处方来源 《新编中成药》

参桂养荣酒Ⅰ

〔处　　方〕党参320g・肉桂50g・蔗糖1.6kg・白酒6L・红曲50g

〔制　　法〕将前2味切片，置容器中，加入白酒，密封，浸泡2周以上，过滤去渣，加入蔗糖、红曲，静置3周后，分装，备用。

〔功能主治〕补中益气，散寒止痛。用于气血虚亏，腰膝冷痛。

〔用法用量〕口服：每次15~30ml，每日2次。

㊟处方来源 《新编中成药》

茵芋酒

〔处　　方〕茵芋60g・独活60g・狗脊60g・制川乌60g・天麻60g・制附子60g・制天雄60g・踯躅（炒黄）30g・牛膝90g・防风90g・桂心45g・白酒6L

〔制　　法〕将前11味捣碎或切成薄片，入布袋，置容器中加入白酒，密封，浸泡10天后，过滤去渣，即成。

〔功能主治〕祛风除湿，温经通络。用于风无问新久及偏枯，顽痹不仁、肢节缓急。

〔用法用量〕口服：每次温服10~30ml，日服3次。以效为度。

❗ 注意事项：忌食生冷、毒鱼及鸡、猪、鹅、鸭肉。

㊟处方来源 宋・《太平圣惠方》

枳术健脾酒

〔处　　方〕枳实（炒）20g • 白术30g • 麦芽（炒）15g • 谷芽（炒）15g • 白酒500ml

〔制　　法〕将上药共研为粗末，纱布袋装，扎口，置容器中，加入白酒浸泡7天，取出药袋压榨取液，两液混合，静置，过滤即可服用。

〔功能主治〕健脾，消痞，化滞。用于脾虚气滞、饮食停聚、心下痞闷、脘腹胀满、不思饮食。

〔用法用量〕口服：每次10~15ml，日服2~3次，饭前空腹服之。

处方来源　《临床验方集》

枸杞山药酒

〔处　　方〕枸杞子150g • 怀山药50g • 黄芪20g • 麦冬20g • 生地黄30g • 细曲30g • 糯米200g

〔制　　法〕将前5味加工成粗末，置砂锅中，加清水3L，加盖，置文火上煮数沸半小时，取下待冷，备用；将细曲（酒曲）压细，备用；再将糯米加水浸，沥干，蒸饭，待冷，入药，曲拌匀置容器中，密封置保温处，如常法酿酒。14天后酒熟，去渣，贮瓶备用。或以上各药切片，用10倍量白酒密封浸泡7天后使用。

〔功能主治〕滋补肝肾，益气生津。用于腰膝酸软、头晕目暗、精神不振、消渴等症。

〔用法用量〕口服：每次20ml，日服3次。

处方来源　《药酒汇编》

枸杞酒 II

〔处　　方〕枸杞子50g • 晚蚕沙（炒）50g • 枳实（炒）10g • 苍耳子（炒）10g • 防风20g • 天麻子（炒）20g • 苑子根（九月九日采）20g • 牛膝50g • 枳实根（炒）50g • 桔梗（炒）60g • 羌活60g • 秦艽60g • 石菖蒲60g • 白酒6L

〔制　　法〕将前13味切片，入布袋，置容器中，加入白酒，密封，勿令通气，浸泡7天后，过滤去渣，即成。

〔功能主治〕祛风止痉，滋阴活血，悦泽颜色，滋润皮肤，益气健身。用于中风、身如角弓反张及妇人一切血风、上攻下注等症。

〔用法用量〕口服：每次空腹服10～15ml，日3次或夜1次服，常令有酒气相续。久病风疾，不过一月佳。

处方来源 明·《普济方》

〔附　　记〕常服此酒，有"润肤美容"之功。

轻身酒

〔处　　方〕何首乌60g•全当归30g•肉苁蓉30g•胡麻仁30g•生地黄30g•蜂蜜60g•白酒2L

〔制　　法〕将前5味共制为粗末，入布袋，置容器中，加入白酒，密封，隔日振摇数下，浸泡14天后。过滤去渣，加入蜂蜜，拌匀，即成。

〔功能主治〕益精润燥。用于腰膝酸软、头昏目暗、肠燥便秘等症。

〔用法用量〕口服：每次服10～20ml，日服3次。

处方来源 《药酒汇编》

钟乳酒Ⅰ

〔处　　方〕钟乳24g•丹参18g•石斛15g•杜仲15g•天冬15g•牛膝12g•防风12g•黄芪12g•川芎12g•当归12g•制附子12g•桂心9g•秦艽9g•干姜9g•山茱萸10g•薏苡仁10g•白酒2L

〔制　　法〕将前16味捣碎或切片，入布袋，置容器中，加入白酒，密封浸泡7天后，过滤去渣，即成。

〔功能主治〕温补脾肾，通利关节，活血祛风，滋阴柔肝。用于风虚劳损、脚疼、冷痹、羸瘦挛弱、不能履行。

〔用法用量〕口服：初服10ml，渐加之，以知为度，日服2次。

处方来源 唐·《备急千金要方》

钟乳浸酒方

〔处　　方〕钟乳粉90g・石斛60g・牛膝60g・黄芪60g・防风60g・熟地黄150g・白酒5L

〔制　　法〕将前6味细切，入布袋，置容器中，加入白酒，密封浸泡3～7天后，过滤去渣，即成。

〔功能主治〕补养五脏，疗风气，坚筋骨，益精髓。用于虚劳不足。

〔用法用量〕口服：每次温服10～15ml，日服3次。

处方来源　宋·《太平圣惠方》

〔附　　记〕又单用钟乳石，炼后细研，用白酒浸，密封，隔水煎至半，再添酒满数，烫封好，7天后服。每次空腹温服3合，日再服，以知为度，主治风虚气上、下焦伤竭、脚弱疼痛，有安五脏、通百节、利九窍、益精、明目之功。久服延年益寿，肥健悦色不老。宜节饮食，忌阳事。

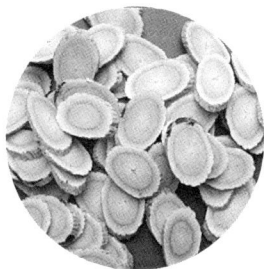

钟乳黄芪酒

〔处　　方〕钟乳粉150g・黄芪（剉）100g・牛膝（去苗）100g・石斛（去根节）100g・防风（去芦头）100g・熟干地黄250g・白酒8L

〔制　　法〕上药细剉或切成薄片，都用生绢袋盛，以酒浸3天。

〔功能主治〕补养五脏，坚固筋骨，补益精髓。用于治疗虚劳不足。

〔用法用量〕口服：每日于饭前温饮50ml。

处方来源　宋·《太平圣惠方》

种子延龄酒

〔处　　方〕生地黄60g・熟地黄60g・天冬60g・麦冬60g・当归60g・白术60g・白茯苓60g・大枣肉60g・制何首乌60g・牛膝60g・杜仲60g・枸杞子60g・巴戟肉60g・肉苁蓉60g・龟甲60g・川芎30g・菟丝子30g・川续断30g・远志肉30g・补骨脂30g・山

茱萸30g • 石斛30g • 甘菊花30g • 陈皮30g • 柏子仁30g • 酸枣仁30g • 小茴香30g • 龙眼肉30g • 青盐30g • 核桃肉30g • 生姜30g • 灯心草30g • 白芍45g • 人参15g • 木香15g • 石菖蒲15g • 砂仁15g • 大枣肉60g • 白酒15L

〔制　　法〕将前38味细切，置容器中，加入白酒，密封，以文火加热1.5小时后，取出置于盛有冷水的水缸内，并注意随时换用新的冷水，9天后过滤取药液。药渣再加白酒15kg，按上法先加热后冷浸，滤取酒液，与压榨液、前滤液合并，装坛内，密封，埋入土中3天，以去火毒即得。也可采用冷浸法，密封，浸泡21天后，过滤去渣。药渣晒干，研细，蜜丸，并用此药酒送服。

〔功能主治〕补脾肾，壮筋骨，养血柔肝，利窍安神。用于肾脏虚损、气血不足、腰膝酸软、须发早白、头晕、耳鸣、面色不华、动则劳倦、心神不宁、婚后无子等症。老年人服之延年益寿。

〔用法用量〕口服：每次15～30ml，每日早、晚各服1次。或适量饮用，以瘥为度。

处方来源　《妙一斋医学正印种子编》

〔附　　记〕如有虚热者，可于上方中加入黄柏、知母各60g。本方中原有虎骨30g，今以菟丝子、川续断各30g代之，用之临床、效果亦佳。

复方虫草补酒

〔处　　方〕冬虫夏草5g • 人参10g • 淫羊藿15g • 熟地黄25g • 白酒1L

〔制　　法〕将上药共研为粗末或切成薄片，纱布袋装，扎口，置容器中，加入白酒浸泡。14天取出药袋，压榨取液，两液混合，静置，过滤后即可服用。

〔功能主治〕补精髓，益气血。用于体质虚弱、用脑过度、记忆力减退、性功能减退、肾虚咳喘、肾虚久痹、肢麻筋骨痿软。

〔用法用量〕口服：每次20ml，日服1～2次。

> **!** 注意事项：高血压者慎用。

处方来源 《民间百病良方》

独活牛膝酒Ⅱ

〔处　　方〕独活30g•牛膝30g•肉桂30g•防风30g•制附子
30g•大麻仁（炒）50g•蜀椒（炒）50g•白酒2.5L

〔制　　法〕将前7味捣碎，置容器中，加入白酒，密封，浸泡5~10天
后，过滤去渣，即成。

〔功能主治〕温经和血，除湿止痛。用于骨节疼痛，半身不遂等。

〔用法用量〕口服：每次温服20ml，日服3次。

处方来源 《药酒汇编》

养荣酒Ⅰ

〔处　　方〕白茯苓50g•甘菊花50g•石菖蒲50g•天冬50g•白术
50g•生黄精50g•生地黄50g•人参30g•肉桂30g•牛
膝30g•白酒4.5L

〔制　　法〕将前10味捣碎或切成薄片，入布袋，置容器中，加入白
酒，密封浸泡5~7天后，过滤去渣，即成。

〔功能主治〕补脾肾，益气血，养荣润肤。用于体质衰弱、身倦乏力、
形容憔悴。

〔用法用量〕口服：每次空腹温服30~50ml，每日早、晚各服1次。

处方来源 《百病中医药酒疗法》

首乌地黄酒

〔处　　方〕熟地黄240g•制何首乌120g•薏苡仁120g•枸杞子
120g•当归90g•龙眼肉90g•檀香9g•白酒10L

〔制　　法〕将前7味共制为粗末或切成薄片，入布袋，置容器中，
加入白酒密封，经常振动，浸泡14天后，过滤去渣，
即成。

〔功能主治〕益精血,养心脾。用于腰酸、失眠、头晕、耳鸣、心悸、食欲不振等。

〔用法用量〕口服:每晚临睡前服5～10ml。

〔处方来源〕《药酒汇编》

首乌枸杞酒

〔处　方〕制何首乌120g•枸杞子120g•熟地黄60g•全当归30g•黄精30g•白酒4L

〔制　法〕将前5味洗净,切碎或切成薄片,入布袋,置容器中,加入白酒密封,每日振摇1次,浸泡7天后,过滤去渣,贮瓶备用。

〔功能主治〕补肝肾,健脾胃,益精血。用于腰膝酸软、头晕眼花、食欲不振、精神萎靡等。

〔用法用量〕口服:每次服10～20ml;日服3次。

〔处方来源〕《药酒汇编》

〔附　记〕常服有"强身健体"之功。

洞天长寿酒

〔处　方〕党参15g•炙黄芪15g•狗脊15g•女贞子15g•覆盆子15g•熟地黄30g•制首乌12g•怀牛膝12g•当归12g•陈皮12g•南沙参9g•炒杜仲9g•川芎9g•百合9g•茯苓9g•炒白芍9g•炒白术 6g•炙甘草6g•山药6g•泽泻6g•白砂糖250g•白酒2.5L

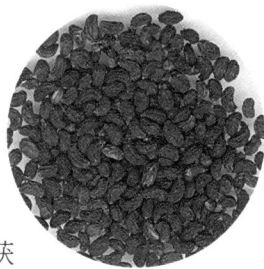

〔制　法〕将上药共研为粉末或切片,纱布袋装,扎口,置入干净容器中,倒入白酒浸泡,密封。14天后开封,取出药袋,压榨取液,将榨取液与药酒混合,加砂糖,搅拌均匀,溶解后过滤取液,装瓶密封备用。

〔功能主治〕补气血,益肾精。用于面色不华、倦怠乏力、心悸怔忡、耳鸣健忘、头晕目眩、自汗盗汗、口干咽燥、短气声怯、腰膝酸痛、遗精、阳痿。

〔用法用量〕口服：每次服10~20ml，日服2次。

处方来源 《民间百病良方》

〔附　　记〕上海民间方。本方原为膏剂，现改为酒剂。验之临床有效。

祛风湿秦艽酒

〔处　　方〕秦艽30g•牛膝30g•川芎30g•防风30g•桂心30g•独活30g•茯苓30g•杜仲240g•丹参240g•牛蒡子（炮裂去皮脐）45g•石斛（去梢黑者）45g•炮姜45g•麦冬45g•地骨皮45g•五加皮150g•薏苡仁30g•大麻仁（炒）60g•白酒12L

〔制　　法〕将前17味细剉或切片，入布袋，置容器中，加入白酒，密封，浸泡7~10天后，过滤去渣，即成。

〔功能主治〕祛风湿，补脾肾，活血通络。用于肾劳虚冷干枯、忧患内伤、久坐湿地则损。

〔用法用量〕口服：每次空腹温服10~15ml，日服2次。

处方来源 宋•《圣济总录》

桂心酒 I

〔处　　方〕桂心12g•牡丹皮12g•芍药12g•牛膝12g•土瓜根12g•牡蛎12g•吴茱萸25g•大黄6g•黄芩6g•干姜6g•虻虫20只•蛰虫7只•水蛭7只•乱发灰（即血余）3g•细辛3g•僵蚕5只•火麻仁50g•灶心土50g•干地黄18g•虎杖根15g•鳖甲15g•庵闾子45g•白酒4L

〔制　　法〕将以上各药共研为粗末或切片，入布袋，置容器中，加入白酒，密封，浸泡7~14天后，过滤去渣，即成。

〔功能主治〕温经散寒，凉血消炎，搜风通络，散瘀止痛。用于寒凝血瘀、骨节疼痛。

〔用法用量〕口服：每次初服20ml，渐加至30~40ml，日服2~3次。

处方来源 明·《普济方》

〔附 记〕方中吴茱萸原用量为5g、火麻子、灶心土原用量各为200g。今改用各四分之一剂量。

健身药酒Ⅰ

〔处 方〕巴戟天15g•肉苁蓉15g•黄精15g•金樱子15g•淫羊藿15g•熟地黄15g•女贞子15g•菟丝子15g•远志10g•当归10g•雄蚕蛾（炒去翅）10g•制附子10g•黄芪20g•白酒2L

〔制 法〕将上药共研为粗末或切片，纱布袋装，扎口，置容器中，加入白酒密封浸泡。14天后取出药袋，压榨取液，两液合并，静置，过滤后即可服用。

〔功能主治〕强腰固肾，补气壮阳。用于身体虚弱，阳痿不举，腰膝酸软，身倦乏力，虚喘咳嗽。

〔用法用量〕口服：每次10～20ml，日服1～2次，饭前饮服。

> ❶ 注意事项：阴虚火旺及高血压者忌服。

处方来源 《临床验方集》

〔附 记〕本药酒对中老年人肾阳虚者均可应用，常年服用，有健身作用。

健康补肾酒

〔处 方〕熟地黄120g•龙眼肉120g•地骨皮120g•当归120g•牛膝120g•沙苑子（炒）60g•杜仲（盐炒）60g•巴戟天（去心盐炒）60g•枸杞子60g•菟丝子（炒）60g•楮实子（炒）60g•韭菜子（炒）60g•怀山药60g•补骨脂（盐炒）30g•蔗糖480g•白酒10L

〔制 法〕将前14味共制为粗末或切成薄片，置容器中，加入白酒，和蔗糖制成的糖酒作溶剂，密封，浸渍48小时后，按渗漉法，以每分钟1～3ml的速度进行渗漉，收集流液，静置，滤过，即成。

〔功能主治〕补肾益脾，强健腰膝。用于脾肾虚弱、腰膝酸软、年老体虚、精神疲倦等症。

〔用法用量〕口服：每次服20～30ml，日服2次。

❗ 注意事项：风寒感冒患者停服。

处方来源 《药酒汇编》

健脾壮腰药酒

〔处　　方〕黄芪50g • 党参40g • 续断60g • 地黄60g • 牛膝50g • 制何首乌40g • 杜仲40g • 当归30g • 茯苓40g • 龙眼肉30g • 甘草10g • 红花10g • 山药30g • 大枣80g • 白酒10L

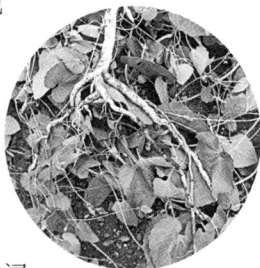

〔制　　法〕以上14味饮片粗粉，加48°白酒密封浸渍15天左右，收集浸出液，浸渍2次，收集渗漉液或提取液合并；另取蔗糖用60°白酒加热融化，与上述浸出液合并，混匀，加入白酒调含醇量为39%～41%，静置14～21天左右，滤过，分装，即得。

〔功能主治〕补气养血，健脾补肾，通经活络。用于气血不足、纳食不佳、腰腿酸楚、神疲乏力、失眠健忘。

〔用法用量〕口服，一次20～30ml，早晨及临睡前各服一次。

处方来源 海昌药业国药准字Z32021172

❗ 注意事项：①忌生冷食物。②高血压、心脏病、糖尿病、肾病等慢性病患者应在医师指导下服用。③按照用法用量服用，年老体虚者应在医师指导下服用。④长期连续服用应向医师或药师咨询。⑤对酒精及本品过敏者禁用，过敏体质者慎用。⑥本品性状发生改变时禁止使用。⑦请将本品放在儿童不能接触的地方。

桑枝酒 I

〔处　方〕桑枝10g・黑大豆（炒香）10g・五加皮10g・木瓜10g・十大功劳10g・金银花10g・薏苡仁10g・黄柏10g・蚕砂10g・松仁10g・白酒1L

〔制　法〕将前10味捣碎祛风湿，入布袋，置容器中，加入白酒，密封浸泡15天后，过滤去渣，即成。

〔功能主治〕祛风除湿，清热通络。用于湿热痹痛、口渴心烦、筋脉拘急等症。

〔用法用量〕口服：每次30ml，日服3次。

〔处方来源〕《药酒汇编》

排风酒

〔处　方〕防风30g・升麻30g・桂心30g・独活30g・天雄（制）30g・羌活30g・仙人掌及根500g・白酒8L

〔制　法〕将前7味切成薄片，置容器中，加入白酒，密封，浸泡5～7天后，过滤去渣，即成。

〔功能主治〕祛风湿，助肾阳，清虚热。用于风劳虚热、头顶攻急、言语错乱、心胸烦闷、四肢拘急、手足酸痛。

〔用法用量〕口服：每次10～15ml，日服2次。

〔处方来源〕宋・《圣济总录》

黄芪红花酒

〔处　方〕黄芪15g・党参15g・玉竹15g・枸杞子15g・红花9g・白酒500ml

〔制　法〕将前3味切碎，与枸杞子、红花一同入布袋，置容器中，加入白酒，密封，浸泡30天后，过滤去渣，即成。

〔功能主治〕补气健脾，和血益肾。用于四肢乏力、精神疲倦、气血不和等症。

〔用法用量〕口服：每次30ml，日服2次。

〔处方来源〕《药酒汇编》

黄芪浸酒方

〔处　　方〕黄芪30g • 萆薢30g • 桂心30g • 制附子30g • 山茱萸30g • 白茯苓30g • 石楠30g • 防风45g • 石斛60g • 杜仲（炙微黄）60g • 肉苁蓉（酒浸炙）60g • 白酒5L

〔制　　法〕将前11味细切，入布袋，置容器中，加入白酒，密封，浸泡5~7天后，过滤去渣，即成。

〔功能主治〕补益肝肾，温经散寒，疏风渗湿。用于虚劳膝冷。

〔用法用量〕口服：每次空腹温服5~10ml，日服3次。

处方来源　宋·《太平圣惠方》

菟丝杜仲酒

〔处　　方〕菟丝子30g • 牛膝15g • 炒杜仲15g • 低度白酒500ml

〔制　　法〕将前3味捣碎或切成薄片入布袋，置容器中，加入白酒，密封，浸泡7天后，过滤去渣，即成。

〔功能主治〕补肝肾，壮腰膝。用于肝肾虚损、腰膝酸痛、神疲乏力等症。

〔用法用量〕口服：每次30ml，日服2次。

处方来源　《药酒汇编》

菊花酒I

〔处　　方〕甘菊花500g • 生地黄300g • 枸杞子100g • 当归100g • 糯米3000g • 酒曲适量

〔制　　法〕将前4味，水煎2次，取浓汁2.5L，备用；再将糯米，取药汁500ml，浸湿，沥干，蒸饭，待凉后，与酒曲（压细）、药汁，拌匀，装入瓦坛中发酵，如常法酿酒，味甜后去渣，即成。或将以上各药切片，加入10倍量白酒，密封浸泡7天即可。

〔功能主治〕养肝明目，滋阴清热。用于肝肾不足之头痛、头昏目眩、耳鸣、腰膝酸软、手足震颤等症。

〔用法用量〕口服：每次20~30ml，日服2次。

处方来源　《药酒汇编》

椒附酒方

〔处　　方〕蜀椒30g • 制附子30g • 熟地黄30g • 当归30g • 牛膝30g • 细辛30g • 薏苡仁30g • 酸枣仁30g • 麻黄30g • 杜仲30g • 萆薢30g • 五加皮30g • 晚蚕砂30g • 羌活30g • 白酒4L

〔制　　法〕将前14味，并生用，捣碎，置容器中，加入白酒，密封，浸泡5~7天后，过滤去渣，即成。

〔功能主治〕滋阴活血，祛风除湿，温经通络。用于妇人半身不遂、肌肉偏枯，或言语微涩，或口眼歪斜、举动艰辛。

〔用法用量〕口服：不拘时，每次温服10ml，常觉微醉为妙，或病势急，其药即将酒煎沸，趁热投之，候冷，即旋饮之。

处方来源　宋·《圣济总录》

喇嘛酒方

〔处　　方〕核桃肉120g • 龙眼肉120g • 枸杞子30g • 何首乌30g • 熟地黄30g • 白术15g • 当归15g • 川芎15g • 牛膝15g • 杜仲15g • 豨莶草15g • 茯苓15g • 丹皮15g • 砂仁7.5g • 乌药7.5g • 白酒5L

〔制　　法〕将前15味切碎，入布袋，置容器中，加入白酒，加盖，隔水加热至沸，候冷，再加入白酒7500ml，密封，浸泡7天后，过滤去渣，即成。

〔功能主治〕滋肾舒筋，养血祛风，温经通络。用于半身不遂、风痹麻木。

〔用法用量〕口服：每次随意饮服，日服3次。

处方来源　清·《随息居饮食谱》

黑豆补肾酒

〔处　　方〕黑豆120g • 杜仲40g • 熟地黄40g • 枸杞子40g • 牛膝30g • 淫羊藿30g • 当归30g • 制附子30g • 茵陈30g • 茯苓30g • 蜀椒30g • 白术30g • 五加皮30g • 酸枣仁30g • 肉桂20g、石斛20g • 羌活20g • 防风20g • 川芎20g • 白酒6L

〔制　　法〕先将黑豆炒熟，桂仲、淫羊藿微炒一下，然后与诸药一起研为粗末，放入酒坛中，加入白酒，密封浸泡10天后，即可启封过滤去渣，装瓶备用。

〔功能主治〕补肾壮阳，祛风除湿，健腰蠲痹。用于肾虚亏损、风湿痹者、腰痛沉重、延至腿脚肿痛、身体虚弱。

〔用法用量〕口服：每次10～20ml，日服2～3次。

处方来源　宋·《太平圣惠方》

黑豆酒Ⅰ

〔处　　方〕黑豆125g•黄酒1L

〔制　　法〕将黑豆用文火炒至半焦，置密器中，加入黄酒，密封，浸泡7天后，会渣即成；或炒至令香，置容器中，加入黄酒，盖好，以文火煮沸后，离火，浸泡1日，去渣，即成。

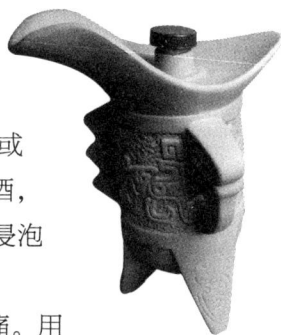

〔功能主治〕补肾利水，祛风止痉，通络止痛。用于口噤不开，妊娠腰痛如折，产后受风引起的腰痛、筋急。兼治腰痛。

〔用法用量〕口服：每次10～30ml，日服3次。

处方来源　《药酒汇编》

〔附　　记〕凡产后服黑神散，皆宜以此药酒调服，活血祛风，最为要药，妊娠折伤胎死，服此得佳。

鲁公酿酒

〔处　　方〕干姜150g•蹶躅150g•桂心150g•甘草150g•川续断150g•细辛150g•制附子150g•秦艽150g•天雄150g•石膏150g•紫菀150g•葛根120g•石龙芮120g•石斛120g•通草120g•石楠120g•柏子仁120g•防风120g•巴戟天120g•山茱萸120g•牛膝240g•天冬240g•制乌头20枚•蜀椒100g•糯米

15kg • 法曲500g

〔制　　法〕将前24味捣碎或切成薄片，以水5L浸渍3天，入法曲合渍，糯米浸湿，沥干，蒸饭，候冷，入药材与水中拌匀，合酿。置容器中，密封，置保温处，候酒熟（约酿3天），去渣，即成。或将以上各药切片，加入10倍量白酒，密封浸泡7天即可。

〔功能主治〕壮肾阳，祛风湿，温经通络。主风偏枯半死、行劳得风、若鬼所击、四肢不遂、不能行步、不能自解带衣、挛辟五缓六急、妇人带下、产乳中风、五劳七伤。

〔用法用量〕口服：每次空腹服10～15ml，日服2次。待酒尽取药渣，晒干研细末，服之（每次5g，酒送）。

处方来源　唐·《备急千金要方》

蛮夷酒Ⅰ

〔处　　方〕远志60g • 矾石60g • 白术30g • 狼毒30g • 石楠30g • 龙胆草30g • 川续断30g • 芫花30g • 白石英30g • 代赭石30g • 闾茹30g • 石苇30g • 白石脂30g • 玄参30g • 天雄30g • 防风30g • 山茱萸30g • 桔梗30g • 藜芦30g • 卷柏30g • 寒水石30g • 白芷30g • 秦艽30g • 菖蒲30g • 石膏75g • 芒硝30g • 恒山30g • 黄芩30g • 黄连30g • 大黄30g • 麻黄30g • 干地黄30g • 前胡30g • 生甘草30g • 菟丝子30g • 芍药30g • 紫菀30g • 蜈蚣1条 • 杏仁20枚 • 糯米22.5kg • 酒曲1.5kg

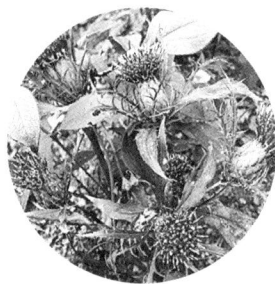

〔制　　法〕将前39味共研细末或切片，过筛入布袋，以清水22公斤煎取浓汁，待用。糯米浸湿，沥干，蒸饭，待冷，入曲（压末）。药汁，拌匀，置容器中，并以药袋置酿中，密封，保温，如常法酿酒。约经3～10天后，酒成，过滤去渣，并压榨药袋，二液合并，贮瓶备用。

或将以上各药切片，加入10倍量白酒，密封浸泡7天即可。

〔功能主治〕补肾健脾，祛风除湿，清热解毒，消积导滞。用于八风十二痹、偏枯不遂、宿食、久寒虚冷、五劳七伤及妇人产后余疾、月水不调。

〔用法用量〕口服：每次20～30ml，日服3次。多渣、晒干为细末，每次用酒进服3～5g，以身体缓和为度。

处方来源 明·《普济方》

强身药酒

〔处　　方〕党参100g • 制首乌75g • 牛膝50g • 焦山楂50g • 生地黄50g • 桑寄生50g • 丹参50g • 熟地黄50g • 五加皮50g • 女贞子50g • 鸡血藤50g • 炒白术50g • 山药50g • 焦六神曲50g • 炒麦芽50g • 木瓜50g • 制香附25g • 陈皮25g • 姜半夏25g • 桔梗25g • 大枣25g • 红花12g • 白酒10L

〔制　　法〕将诸药研为粗末或切成薄片，加入白酒10L作溶媒，分2次热回流提取，每次2小时，然后回收药渣余液，合并酒液过滤，静置沉淀，取上清液，装瓶备用。

〔功能主治〕强身活血，健胃消食。用于身体衰弱，神倦乏力，脾胃不和，食欲缺乏等症。

〔用法用量〕口服：每次15～25ml，日服2次。

处方来源 《江苏省药品标准》

增损茵陈酒

〔处　　方〕茵陈叶30g • 制川乌30g • 石楠叶30g • 防风30g • 蜀椒30g • 瓜蒌30g • 制附子30g • 北细辛30g • 独活30g • 卷柏30g • 肉桂30g • 天雄（制）30g • 秦艽30g • 防己30g • 踯躅花（炒）60g • 当归60g • 干地黄60g • 芍药30g • 白酒5L

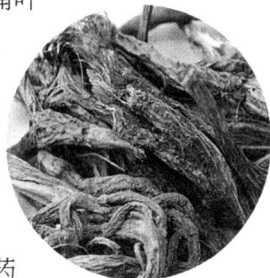

〔制　　法〕将前18味捣碎或切片，置容器中，加入白酒，密封，浸泡
3～7天后，过滤去渣，即出。

〔功能主治〕补肾助阳，祛风除湿，温经通络。用于半身不遂、肌肉干
枯、渐渐细瘦，或时酸痛。

〔用法用量〕口服：初服10ml，渐增之，以知为度，日服2次，常令酒
气相续。

处方来源　宋·《妇人良方大全》

第五章

延年益寿
药酒

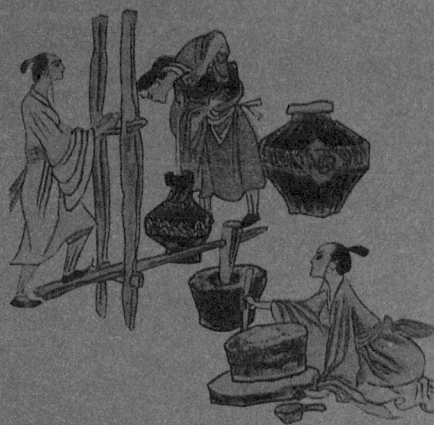

"抗衰老，增寿命"的药物及方剂，古代称为"益气轻身、不老增年、返老还童、延年益寿"或"补益"方药。凡能补益正气，扶持虚弱，用以治疗虚证和推迟衰老，延长生命的药酒，称为延年益寿药酒。这类药酒，是为正气虚而设，皆在通过补益或祛病，直接或间接增强人体的体质，提高机体的免疫能力，不仅能祛邪、还能推迟生命的衰老过程，从而"尽终其天年、度百年乃去"。

人参不老酒

〔处　　方〕人参20g • 川牛膝20g • 菟丝子20g • 当归20g • 杜仲15g • 生地黄10g • 熟地黄10g • 柏子仁10g • 石菖蒲10g • 枸杞子10g • 地骨皮10g • 白酒2L

〔制　　法〕将上药共研为粗末或切片，纱布袋装，扎口，置干净容器中，加入白酒，密封浸泡14天后，取出药袋，压榨取液，将榨取液与药酒混合，静置，过滤装瓶，密封备用。

〔功能主治〕滋肾填精，补气益智。用于腰膝酸软、神疲乏力、心悸健忘、头晕耳鸣。

〔用法用量〕口服：每次10～20ml，日服2次。

处方来源　《寿案养老新书》

〔附　　记〕长期服用此药酒，能延年益寿，青春常驻，尤宜于老年人服用。

三味杜仲酒

〔处　　方〕制杜仲60g • 丹参60g • 川芎30g • 白酒2L

〔制　　法〕将前3味共制为粗末或切薄片，入布袋，置容器中，加入白酒，密封，浸泡14天后，过滤去渣，即成。

〔功能主治〕补肝肾，强筋骨，活血通络。用于筋骨疼痛、足膝瘦弱、小便余沥、腰脊酸困。

〔用法用量〕口服：每次10～15ml，每日早、晚各服1次。

处方来源　《实用药酒方》

人参当归酒

〔处　　方〕红参15g • 当归15g • 淫羊藿15g • 五味子（制）10g • 麦冬20g • 熟地黄20g • 白酒1L

〔制　　法〕将上药共研为粗末或切片，纱布袋装，扎口，置容器中，加入白酒密封浸泡14天。开封后取出药袋，压榨取液，将榨取液与药酒混合，静置，过滤后，装瓶备用。

〔功能主治〕益气养血，滋阴补肾。用于气血虚弱、肾亏阳痿、头晕目眩、面色苍白、梦遗滑精、体倦乏力。

〔用法用量〕口服：每次10ml，日服2次。

〔处方来源〕《临床验方集》

〔附　　记〕本药酒配方，气血双补，阴阳并调，心肾兼顾，堪称为保健药酒中的上品，尤其对中老年人适宜。一般血压不高者可经常服用，但不要过量。

下元补酒

〔处　　方〕党参15g • 茯神15g • 生龙齿15g • 生黄芪15g • 巴戟天15g • 熟地黄40g • 生白术20g • 山药20g • 酸枣仁10g • 沙苑子10g • 菟丝子10g • 金樱子10g • 炙远志5g • 白莲须5g • 莲心5g • 白酒1.5L

〔制　　法〕将上药共研为粗末或切薄片，装入布袋中，扎口，置容器中，加入白酒浸泡。7天后取出药袋，压榨取液，将榨取液与药酒混合，静置，过滤后装瓶备用。

〔功能主治〕填补下元，健脾安神。用于肝肾不足、心脾亏损、头晕目眩、腰膝酸软、心悸失眠、健忘神疲、遗精早泄等。

〔用法用量〕口服：每次20～30ml，临睡饮用。

〔处方来源〕《祝味菊先生丸散膏方选》

〔附　　记〕本方为名老中医祝味菊所创膏方之一，现改为酒剂。验之临床，确有良效。

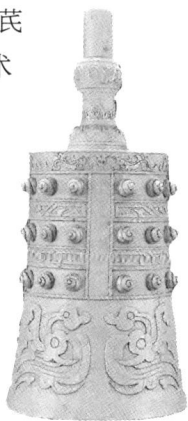

万寿药酒Ⅲ

〔处　　方〕红枣1kg•石菖蒲50g•川郁金50g•全当归100g•生地黄100g•五加皮50g•陈皮50g•茯神50g•牛膝50g•麦冬50g•红花25g•白酒12L

〔制　　法〕绢袋盛药入坛内，用烧酒煮一炷香，入土数日，退火取饮。或将以上各药切片，加入白酒，密封浸泡7天即可。

〔功能主治〕延年益寿。用于气血亏虚、身体虚弱。

〔用法用量〕口服：每次服15～30ml，每日早、晚各服1次。

(处方来源) 清·《奇方类编》

〔附　　记〕本方菖蒲、郁金、当归、五加皮、红花、陈皮等均为理气活血药，体现了中医气血流畅，百病不生的学术思想。

万病无忧酒

〔处　　方〕当归15g•川芎15g•白芷15g•荆芥穗15g•地骨皮15g•牛膝15g•大茴香15g•木瓜15g•乌药15g•煅自然铜15g•木香15g•乳香15g•没药15g•炙甘草15g•白芍30g•补骨脂30g•威灵仙30g•钩藤30g•石楠藤30g•防风22g•羌活60g•雄黑豆（炒香）60g•炒杜仲45g•紫荆皮45g•白酒约25L

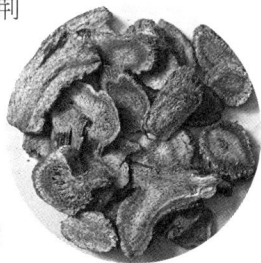

〔制　　法〕将前24味共捣碎或切片和匀，入布袋，置容器中，加入白酒密封，浸泡5～10天后即可饮用。

〔功能主治〕祛风活血，养神理气，补虚损，除百病。除百病、祛风、清心明目、利腰肾腿膝补精髓、疗跌打损伤筋骨、和五脏、平六腑、快脾胃、进饮食、补虚怯、养气血。

〔用法用量〕口服：每取沮酒适量饮之，或晨昏午后随量饮之。饮至一半，再添加白酒为妙。

(处方来源) 明·《秦世保元》

〔附　　记〕须坚持服用，以效为度。

马灌酒 I

〔处　　方〕生天雄60g•商陆根30g•蹢躅30g•制乌头（肥大者）1枚•制附子5枚•桂心15g•白蔹15g•茵陈15g•干姜15g•白酒4.5L

〔制　　法〕将前9味切碎，入布袋，置容器中。加入白酒，密封，浸泡7天后，过滤去渣，即成。

〔功能主治〕除风气，通血脉，益精华，定六腑，聪明耳目，悦泽颜色。用于体质虚弱、病在腰膝者。

〔用法用量〕口服：初服5ml，稍加至20～30ml，以知为度。日服3次。药渣晒干研细末，每日酒送服3g。

　　处方来源　明·《普济方》

〔附　　记〕①方中桂心、白蔹、茵陈、干姜四味原缺剂量，今为编者拟加；②一方无商陆、桂心，为七味；一方无商陆，有牛膝，名天雄浸酒方；③忌生冷、鸡、猪肉、豆豉；④夏日恐酒酸，以油单覆之，下井水近水，令不酸也。

马灌酒 II

〔处　　方〕天雄（去皮）90g•茵陈90g•白蔹90g•蜀椒（炒出汗）100g•蹢躅100g•制乌头（去皮）60g•制附子（去皮）60g•干姜60g•白酒4.5L

〔制　　法〕将前8味切片。置容器中，加入白酒，密封，浸泡7天后，过滤去渣，即成。药渣晒干，研成细末。夏日恐酒酸，以油单覆之，下垂井中，近水不酸也。

〔功能主治〕除风气，通血脉，益精气，定六腑，聪耳明目，悦泽颜色。诸虚百损、病在腰膝悉主之。

〔用法用量〕口服：初服5ml，稍加至30ml，日服3次。

　　处方来源　唐·《千金翼方》

五子酒 II

〔处　　方〕枸杞子50g•菟丝子50g•女贞子50g•覆盆子50g•五味子50g•白烧酒2.5L

〔制　　法〕将前5味入布袋，置容器中，加入白酒，密封，浸泡15天后即可取用。

〔功能主治〕益精气，抗早衰。用于肝肾亏虚，遗精早泄、腰膝酸软、未老先衰。

〔用法用量〕口服：每次服15～30ml，每日早、晚各服1次。

 《药酒汇编》

玉竹高龄酒

〔处　方〕玉竹50g • 桑椹50g • 白芍12g • 茯苓12g • 党参12g • 菊花12g • 炙甘草5g • 陈皮5g • 制何首乌18g • 当归9g • 白酒2L

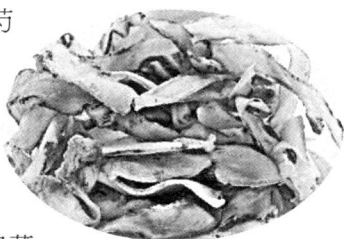

〔制　法〕将前10味共制为粗末或切薄片，用白酒浸泡10～15天后，按渗漉法缓缓渗漉，收集渗漉液；另取蔗糖300g，制成糖浆，加入渗漉液中，另加红曲适量调色，搅匀，静置，滤过约制成500ml，贮瓶备用。

〔功能主治〕补脾肾，益气血。用于精神困倦、食欲不振等。

〔用法用量〕口服：每次服25～50ml，日3夜1服。

 《药酒汇编》

四季春补酒

〔处　方〕人参10g • 炙甘草10g • 大枣（去核）30g • 炙黄芪15g • 制何首乌15g • 党参15g • 淫羊藿15g • 天麻15g • 麦冬15g • 冬虫夏草5g • 白酒500ml • 黄酒1L

〔制　法〕将上药共研为粗末或切薄片，纱布袋装，扎口，置容器中，加入黄酒浸泡7天。加白酒，继续浸泡7天后，取出药袋，压榨取液，将榨取液与白酒混合，静置，滤过，装瓶备用。

〔功能主治〕扶正固本，协调阴阳。用于元气虚弱，肺虚气喘，肝肾不足，病后体虚，食少倦怠。

〔用法用量〕口服：每次20～30ml，日服2次。

❗ **注意事项**：高血压者慎用。

处方来源　《临床验方集》

〔附　　记〕此药酒适宜于四季饮用，也适宜于病后体虚或元气虚弱者
　　　　　的人服用。

延龄酒Ⅱ

〔处　　方〕枸杞子240g•龙眼肉120g•当归60g•炒白术30g•大黑
　　　　　豆100g•白酒5L

〔制　　法〕将前4味捣碎或切薄片，置容器中，加入白酒，另将黑豆
　　　　　炒至香，趁热投入酒中，密封，浸泡10天后，过滤去渣，
　　　　　即成。

〔功能主治〕养血健脾，延缓衰老。用于精血不足、脾虚湿困所致的头
　　　　　晕、心悸、睡眠不安、目视不明、食少困倦、筋骨关节不
　　　　　利等症；或身体虚弱、面色不华。平素偏于气血不足、脾
　　　　　气不健者，虽无明显症状，宜常服，具有保健延年的作用。

〔用法用量〕口服：每次10ml，口服2次。

处方来源　《药酒汇编》

延年百岁酒

〔处　　方〕大熟地黄50g•紫丹参50g•北黄芪50g•当归身30g•川
　　　　　续断30g•枸杞子30g•龟板胶30g•鹿角胶30g•高丽
　　　　　参（切片）15g•红花15g•黑豆（炒香）100g•苏木
　　　　　10g•米酒5L

〔制　　法〕将前5味研成粗粉，与余药（二胶先烊化）置容器中，加
　　　　　入米酒，密封，浸泡1～3个月后即可取用。

〔功能主治〕补气活血，滋阴壮阳。用于早衰、体弱或病后所致气血阴
　　　　　阳不足而症见头晕眼花、心悸气短、四肢乏力及腰膝酸
　　　　　软等。

〔用法用量〕口服：每次10～15ml，每日早、晚各服1次。

处方来源　《中国当代中医名人志》

延寿九仙酒

〔处　　方〕人参60g•炒白术60g•茯苓60g•炒甘草60g•当归60g•川芎60g•熟地黄60g•白芍（酒炒）60g•生姜60g•枸杞子250g•大枣（去核）30枚•白酒10L

〔制　　法〕将前11味捣碎或切薄片，置容器中，加入白酒，密封，隔水加热至鱼眼沸，置阴凉干燥处，浸泡5~7天后，过滤去渣，即成。

〔功能主治〕补气血，益肝肾，疗虚损，返老还童。用于诸虚百损。

〔用法用量〕口服：不拘时候，适量饮用，勿醉。

处方来源　《明医选要济世奇方》

延寿酒Ⅳ

〔处　　方〕黄精30g•天冬30g•松叶15g•枸杞子20g•苍术12g•白酒1L

〔制　　法〕将黄精、天冬、苍术切成约0.8cm的小块，松节切成半节，同枸杞子一起置容器中，加入白酒，摇匀，密封，浸泡15天后，即可取用。

〔功能主治〕滋养肺肾，补精填髓，强身益寿。用于体虚食少、乏力、脚软、眩晕、视物昏花、须发早白、风湿痹证、四肢麻木等症。无病少量服用，有强身益寿之功。

〔用法用量〕口服：每次10~20ml，日服2~3次。

处方来源　《中国药膳学》

延年益寿酒

〔处　　方〕制首乌200g•菟丝子200g•桑椹200g•女贞子100g•旱莲草100g•金樱子200g•熟地黄200g•牛膝80g•黄芪200g•肉桂50g•豨莶草50g•桑叶50g•白酒10L

〔制　　法〕将首乌、熟地黄、牛膝、黄芪、肉桂5味药与白酒一起置入容器中，密封浸泡1周，且每日搅拌1次，再将余下药用水煎煮2次，每次煮沸2小时，含药液滤过。浓缩成膏状，与白糖同置入上容器中，调匀后便可服用。每瓶装

500ml，待用。亦可将以上各药切片，加入白酒密封浸泡7～10天，即可。

〔功能主治〕滋补肝肾，填精益脑。用于腰膝酸软、筋骨无力、须发早白、视物不明、耳鸣耳聋、记忆力减退、神思恍惚。

〔用法用量〕口服：每次服10～20ml，日服2次。

⚠ 注意事项：凡阴盛火旺或外感实邪者忌服。

处方来源 《黑龙江省药品标准》

〔附　记〕可用于神经官能症、贫血、脑动脉硬化、低血压病人，具上述表现者均可服用。

防衰延寿酒

〔处　　方〕茯神15g•黄芪15g•芡实15g•党参15g•黄精15g•制首乌15g•枸杞子10g•黑豆10g•紫河车10g•白术10g•菟丝子10g•丹参10g•山药10g•熟地黄10g•莲子10g•柏子仁10g•葡萄干20g•龙眼干20g•山茱萸肉5g•炙甘草5g•乌梅5g•五味子5g•白酒2L

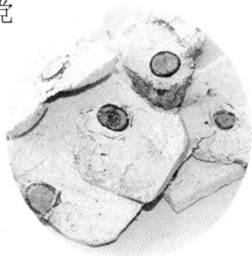

〔制　　法〕将上药共研为粗末或切薄片，用纱布袋装，扎口，置容器中，加入白酒，密封浸泡14天。开封后取出药袋，压榨取液，将榨取药与药酒混合，静置，过滤后即得。

〔功能主治〕补益精气，通调脉络，抗老防衰。用于肝肾不足、气血渐衰、体倦乏力、腰膝酸软、头晕健忘、失眠多梦、食欲减退、神疲心悸等。

〔用法用量〕口服：每次10～20ml，日服2次。

处方来源 《中国老年》

〔附　记〕本方为北京名医施今墨的处方，原为丹剂，现改为酒剂。本方药性平和，补而不燥，尤其适合于心脑消耗较大的中老年脑力劳动者服用。

补肾壮阳酒

〔处　　方〕老条党参20g • 熟地黄20g • 枸杞子20g • 沙苑子15g • 淫羊藿15g • 公丁香15g • 远志10g • 广沉香6g • 荔枝肉10个 • 白酒1L

〔制　　法〕将前9味加工捣细碎或切薄片，入布袋，置容器中，加入白酒，密封，置阴凉干燥处、经3昼夜后打开口，盖一半，再置文火上煮数百沸，取下稍冷后加盖，再放入冷水中拔出火毒，密封后放干燥处，21天后开封，过滤去渣，即成。

〔功能主治〕补肾壮阳，养肝填精，健脾和胃，延年益寿。用于肾虚阳痿、腰膝无力、血虚心悸、头晕眼花、遗精早泄、气虚乏力、面容萎黄、食欲不振及中虚呃逆、泄泻等症。

〔用法用量〕口服：每次空腹温服10~20ml，每日早、晚各服1次，以控为度。

> ❗ 注意事项：阴虚火旺者慎用。服用期禁服郁金。

处方来源　《药酒汇编》

〔附　　记〕老年阳气不足而无器质性病变时，经常适量饮用，可延年益寿。

补肾延寿酒 I

〔处　　方〕熟地黄100g • 全当归100g • 石斛100g • 川芎40g • 菟丝子120g • 川杜仲50g • 泽泻45g • 淫羊藿30g • 白酒6L

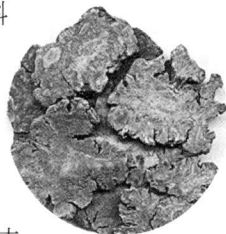

〔制　　法〕将前8味捣碎或切薄片，置瓷坛中，加入白酒，密封，浸泡15天后，过滤去渣，即成。

〔功能主治〕补精血，益肝肾，通脉降浊，疗虚损。用于精血虚所致的早衰、消瘦、阳痿、腰膝酸痛等。

〔用法用量〕口服：每次空腹服10ml，每日早、晚各服1次。

处方来源　《补品补药与补益良方》

却老酒

〔处　　方〕菊花6g • 麦冬6g • 枸杞子6g • 焦白术6g • 石菖蒲6g • 远志6g • 白茯苓70g • 人参30g • 肉桂25g • 何首乌50g • 熟地黄6g • 白酒2L

〔制　　法〕将前11味共制为粗末或切薄片，置容器中，加入白酒，密封浸泡7天后，过滤去渣，即成。

〔功能主治〕益肾健脾，养血驻颜。用于精血不足、身体衰弱、容颜无华、毛发焦枯。

〔用法用量〕口服：每次空腹温服10ml，日服2～3次。

处方来源　《百病中医药酒疗法》

枸地红参酒

〔处　　方〕枸杞子50g • 熟地黄50g • 红参15g • 茯苓20g • 何首乌50g • 白酒2L

〔制　　法〕将前5味捣碎或切薄片，置容器中，加入白酒，密封，浸泡15天后，过滤去渣，即成。

〔功能主治〕补肝肾，益精血，补五脏，益寿延年。用于早衰、耳鸣、眼目昏花。

〔用法用量〕口服：每次15～20ml，每次早、晚各服1次。

处方来源　《补品补药与补益良方》

松子酒

〔处　　方〕松子仁600g • 菊花300g • 白酒8L

〔制　　法〕将松子仁捣碎，与菊花同置容器中，加入白酒，密封浸泡7天后，过滤去渣，即成。

〔功能主治〕益精补脑。用于虚羸少气。体弱无力、风痹寒气。

〔用法用量〕口服：每次空腹服10ml，日服3次。

处方来源　《民间百病良方》

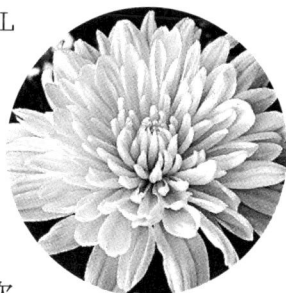

含和酒

〔处　　方〕甜杏仁60g • 花生油40g • 地黄汁150ml • 大枣30g • 生姜汁40ml • 蜂蜜60g • 白酒3L

〔制　　法〕将生姜汁同白酒、花生油搅匀，倒入瓷坛内；将蜂蜜重炼，将捣烂成泥的杏仁，去核的大枣，同蜂蜜一齐趁热装入瓷坛内，登文火上煮沸；将地黄汁，倒入冷却后的药液中，密封，置阴凉干燥处，7天后开封，过滤，备用。

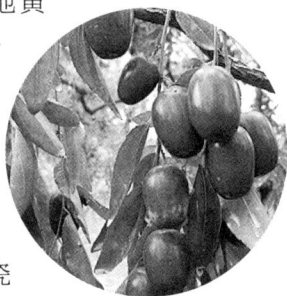

〔功能主治〕补脾益气，调中和胃，养阴生津，强身益寿。用于脾胃不和、气机不舒、食欲不振、肺燥干咳、肠燥便秘等。

〔用法用量〕口服：每日早、中、晚佐膳饮服，以不醉为度。

处方来源　《滋补药酒精萃》

〔附　　记〕中老年阴虚干咳，肠燥便秘者，常服此酒，能获养身益寿之故。

吴棹仙精神药酒

〔处　　方〕东北人参15g • 干地黄15g • 枸杞子15g • 淫羊藿9g • 沙苑子9g • 母丁香9g • 沉香8g • 远志肉12g • 荔枝核10g • 白酒1L

〔制　　法〕将上9味药，去掉杂质和灰尘，以60°高粱白酒1L，泡浸20天，即可饮用。

〔功能主治〕补益虚损。对年过半百，肝肾不足，气血虚弱，不能长久坚持工作者，能使精神倍增。

〔用法用量〕口服：每日1次，每次10ml，徐徐呷服。

❗ 注意事项：青壮年及阴虚肝旺者禁服。

处方来源　《四川中医》

〔附　　记〕本方以阴寒辛温之品配伍，凉而不腻，温而不燥，互相制约，阴阳协调，服之能使精神焕发，延年益寿。

松龄太平春酒

〔处　　方〕熟地黄100g・当归100g・枸杞子100g・红曲100g・龙眼肉100g・荔枝蜜100g・整松仁100g・茯苓100g・白酒10L

〔制　　法〕将前8味捣碎或切薄片，入布袋，置容器中，加入白酒，密封，隔水煮1柱香时间，或酒煎1柱香亦可。过滤去渣，即成。亦可将以上各药切片，加入白酒密封浸泡7～10天，即可。

〔功能主治〕益寿延年。用于老年人气血不足、体质虚弱、心悸怔仲、健忘、失眠等症。

〔用法用量〕口服：每次25ml，每日早、晚各服1次。

〔处方来源〕《清代宫廷缓衰老医药简述》

怡神酒Ⅱ

〔处　　方〕糯米糖1kg・绿豆1kg・木香（为末）6g・白酒10L

〔制　　法〕上后3味药，浸于烧酒中，久浸为佳。

〔功能主治〕愉悦精神。

〔用法用量〕口服：每次服25～50ml，每日2次。

〔处方来源〕清・《奇方类编》

〔附　　记〕木香有解痉降压作用，古人为治气之总药。强志者，芳香之气足以振奋精神也（《本草正义》）。绿豆清热解毒，久服无枯人之忌，加糖可和中。烧酒壮神，使之显有愉悦精神的功效。本方配伍的深入研究，对加深中医的理解有一定的帮助。

参杞酒Ⅱ

〔处　　方〕枸杞子汁100g・地黄汁100g・麦冬汁60g・杏仁（去皮，壳）30g・人参20g・白茯苓30g・白酒3L

〔制　　法〕上6味，将后3味捣碎，同前3味贮于瓶中，用酒浸之，封口，经7天后开取，去渣备用。

〔功能主治〕益精固髓，滋阴明目，润五脏，久服延年。

〔用法用量〕口服：饭前温饮10ml，每日早晚各1次。

〔处方来源〕《药酒验方选》

养元如意酒

〔处　　方〕党参12g・生地黄12g・黄芪12g・补骨脂12g・核桃肉12g・熟地黄12g・当归6g・茯苓6g・杜仲6g・枸杞子6g・灵虎骨（用狗骨倍量代）6g・沙苑子6g・川续断6g・楮实子6g・白术6g・何首乌6g・麦冬6g・天冬6g・山药6g・肉苁蓉6g・怀牛膝6g・覆盆子6g・菟丝子6g・鹿角3g・锁阳3g・海马3g・熟附片3g・蛤蚧3g・淫羊藿3g・肉桂3g・桑螵蛸3g・白芍3g・红花3g・川芎3g・甘草3g・巴戟天3g・陈皮3g・砂仁1.5g・沉香1.5g・公丁香1.5g・乳香1.5g・没药1.5g・龙眼肉1.5g・白酒15L

〔制　　法〕将诸药研成细末或切薄片，装入白布袋，放入酒坛内，加入白酒，密封浸泡15天后即可服用。

〔功能主治〕保元固本，生精养血，强筋壮骨，驻颜益寿。用于肾亏精少、真元大虚所致的阳痿、早泄、性欲减退、未老先衰、腰膝酸软。

〔用法用量〕口服：每晚温服15ml。

> ⚠ 注意事项：凡阴虚燥热或外感发热者忌服。

〔处方来源〕《药酒与膏滋》

神仙乌麻酒

〔处　　方〕黑芝麻1kg・白酒10L

〔制　　法〕上药微炒捣碎，以酒浸泡7天即可。

〔功能主治〕补五脏。用于治虚劳，久服延年不老。

〔用法用量〕口服：每次15～30ml，日服3～4次。

〔处方来源〕明・《普济方》

〔附　记〕黑芝麻有补虚羸、润五脏、益气血的功效，古人认为久服使人轻身不老。

神仙延寿酒

〔处　方〕生地黄60g · 熟地黄60g · 天冬60g · 麦冬60g · 当归60g · 川牛膝60g · 制杜仲60g · 小茴香60g · 巴戟天60g · 枸杞子60g · 肉苁蓉60g · 补骨脂30g · 砂仁30g · 白术30g · 远志30g · 人参15g · 木香15g · 石菖蒲15g · 柏子仁15g · 川芎60g · 白芍60g · 茯苓60g · 黄柏90g · 知母60g · 白酒30L

〔制　法〕将前24味捣碎或切薄片，入布袋，置容器中，加入白酒，密封，隔水加热1.5小时，取出容器，埋入土中3天以去火毒，静置待用。亦可将以上各药切片，加入白酒密封浸泡7～10天，即可。

〔功能主治〕滋阴助阳，益气活血，清虚热，安神志。用于气血虚弱、阴阳两亏、夹有虚热而出现的腰酸腿软、乏力、气短、头眩目暗、食少削瘦、心悸失眠等症。

〔用法用量〕口服：每次10～15ml，日服1～2次。

处方来源　清·《万病回春》

神仙酒

〔处　方〕肥生地黄30g · 菊花30g · 当归30g · 牛膝15g · 红糖600g · 好陈醋600ml · 甜酒2.5L · 干烧酒5L

〔制　法〕将前4味入布袋，待用，将干烧酒置容器中，以红糖、陈醋和甜水2.5L调匀，去渣入酒内，再装入药袋，密封，浸泡5～7天后即可取用。

〔功能主治〕益精血，明耳目，添筋力，延衰老。用于阴血不足、诸虚百损。

〔用法用量〕口服：不拘时候，随意饮服。勿醉。

处方来源　《集验良方》

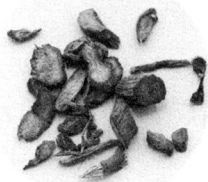

春寿酒Ⅲ

〔处　　方〕天冬30g•麦冬30g•熟地黄30g•生地黄30g•怀山药30g•莲子肉30g•红枣30g•黄酒2.5L

〔制　　法〕将前7味捣碎或切薄片，混匀，置容器中，加入黄酒，密封，隔水加热后，静置7天即可饮用。

〔功能主治〕养阴生津，补肾健脾。用于阴虚津亏并兼有脾弱所致的腰酸、须发早白、神志不宁、食少等症。有利于延缓因阴虚津少所致的早衰，所谓"未老先衰"现象。

〔用法用量〕口服：不拘时，适量服用。药渣可制成丸剂服用，每丸重6g，每次2丸，日服2次。

⟨处方来源⟩　明•《万氏家传养生四要》

草还丹酒

〔处　　方〕石菖蒲30g•补骨脂30g•熟地黄30g•远志30g•地骨皮30g•牛膝30g•白酒2L

〔制　　法〕将前6味共研细末或切薄片，置容器中，加入白酒，密封，浸泡5天后即可饮用。

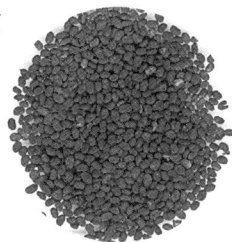

〔功能主治〕理气活血，聪耳明目，轻身延年，安神益智。用于老年人五脏不足、精神恍惚、耳聋耳鸣、少寐多梦、食欲不振等症。

〔用法用量〕口服：每次空腹服10ml，每日早、午各1次。

⟨处方来源⟩　《寿亲养老新书》

茯苓酒

〔处　　方〕茯苓500g•曲50g•米1kg

〔制　　法〕茯苓依法酿酒，或茯苓研粉，同曲米酿酒。

〔功能主治〕强壮筋骨，延年益寿。用于治疗虚劳、头风虚眩。

〔用法用量〕口服：每次温服10～20ml，每日早、晚各服1次。

⟨处方来源⟩　明•《本草纲目》，元•《饮膳正要》

枸杞酒Ⅲ

〔处　　方〕枸杞子300g • 生地黄300g • 大麻子500g • 白酒10L

〔制　　法〕先将大麻子炒熟，摊去热气，生地黄切片，与枸杞子相混合，入布袋，置容器中，加入白酒，密封，浸泡7～14天后，即可饮用。

〔功能主治〕明目驻颜，轻身不老，坚筋骨，耐寒暑。用于虚羸黄瘦不能食。

〔用法用量〕口服：多少任意饮之，令体中微有酒力，醒醺为妙。

处方来源　明·《永乐大典》

〔附　　记〕谚云："去家千里，勿食萝藦、枸杞，此言其补益精气、强盛阴道。久服令人长寿，叶如羊肉，作羹益人。"

复方仙茅酒

〔处　　方〕仙茅100g • 淫羊藿100g • 五加皮100g • 白酒3L

〔制　　法〕将前3味切碎，入布袋，置容器中，加入白酒，密封，浸泡14天后，即可取用。

〔功能主治〕温补肝肾，壮阳强身，散寒除痹。用于老年昏耄、中年健忘、腰膝酸软。

〔用法用量〕口服：每次温服10～20ml，每日早、晚各服1次。

处方来源　《药酒汇编》

桂圆醴

〔处　　方〕龙眼肉200g • 60°白酒2L

〔制　　法〕上药放在细口瓶内，加入白酒，密封瓶口，每日振摇1次，半月后可饮。

〔功能主治〕温补心脾，助精神。用于体质虚弱、失眠、健忘、惊悸等症。

〔用法用量〕口服：每次10～20ml，每日2次。

处方来源　《药膳食谱集锦》

〔附　　记〕龙眼肉又名桂圆肉，是传统的补益良药，且味道甜美，能健脾胃，安心神，补气血，其中含有葡萄糖、蔗糖、蛋白质、脂肪等物质，久服使人气血充盈，精神大振，并能益智安神，但性温，内有痰火及湿滞停饮者忌服。

桑椹酒Ⅱ

〔处　　方〕桑椹5kg•大米3kg•酒曲适量

〔制　　法〕将桑椹捣汁煮过，米煮半熟沥干，与桑椹汁液拌合，蒸煮后下酒曲适量搅拌合匀，装入瓦坛内，将瓦坛放在周围盛有棉花或稻草的箱子里发酵，根据季节气温不同，直到味甜可口取出食用。

〔功能主治〕补肝肾，明耳目，抗衰老。用于肝肾不足之耳鸣耳聋、视物昏花等衰老征象。

〔用法用量〕口服：每次4汤匙（约50ml），用开水冲服，或置锅加水适量煮食。

处方来源　《大众药膳》

〔附　　记〕中医认为耳目失聪往往是肝肾亏损而致。桑椹补肝肾以明耳目，现代研究发现，桑椹中含有糖、鞣酸、苹果酸、维生素B_1、维生素B_2、维生素C、胡萝卜素、亚油酸等人体必需的营养物质，久服可延缓衰老，延年益寿。

清宫长春酒

〔处　　方〕天冬10g•麦冬10g•山药10g•山茱萸10g•茯苓10g•石菖蒲10g•远志10g•熟地黄15g•柏子仁15g•巴戟天15g•泽泻15g•菟丝子15g•覆盆子15g•地骨皮15g•牛膝 20g•杜仲20g•人参5g•木香5g•五味子5g•蜀椒3g•肉苁蓉30g•枸杞子30g•白酒3L

〔制　　法〕将上药共研为粗末或切薄片，纱布袋装，扎口，置容器中，加入白酒浸泡1个月。开封后取出药袋，压榨取液，将榨取液与药酒混合，静置，过滤后即可服用。

〔功能主治〕补虚损，调阴阳，壮筋骨，乌须发。用于神衰体弱、肢酸乏力、健忘失眠、须发早白以及老年妇女阴道出血。

〔用法用量〕口服：每次5～15ml，每日1次，临睡前口服。

〔处方来源〕　《清官秘方》

〔附　　记〕本方原为长春益寿丹，现改为酒剂。久服能乌须发、壮精
　　　　　　　神、健步履、延年益寿。

鹿骨酒

〔处　　方〕鹿骨100g・枸杞子30g・白酒1L
〔制　　法〕将鹿骨捣碎，枸杞子拍破，置净瓶中，加入白酒，密封，
　　　　　　　浸泡14天后，过滤去渣，即成。
〔功能主治〕补虚羸，壮阳，强筋骨。用于行走无力、筋骨冷痹、虚弱
　　　　　　　羸瘦、四肢疼痛。
〔用法用量〕口服：每次10～25ml，每日早、晚各服1次。

〔处方来源〕　《实用药酒方》

黄精延寿酒

〔处　　方〕黄精20g・白术20g・天冬15g・松叶
　　　　　　　30g・枸杞子25g・酒曲100g
〔制　　法〕将前5味加水适量煎汤，去渣取液，加入
　　　　　　　酒曲拌匀，如常法酿酒。酒熟即可饮
　　　　　　　用。亦可将以上各药切片，加入10倍
　　　　　　　量白酒密封浸泡7～10天，即可。
〔功能主治〕延年益寿，强筋壮骨，益肾填精，调
　　　　　　　和五脏。用于老人食少体虚、筋骨软弱、
　　　　　　　腰膝酸软。
〔用法用量〕口服：不拘时候，适量饮服，勿醉。

〔处方来源〕　唐・《千金翼方》

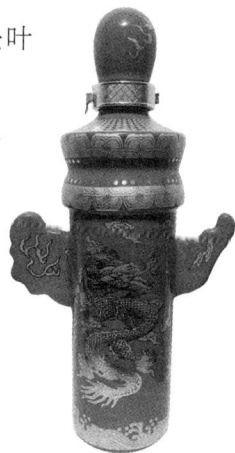

黄精酒 I

〔处　　方〕黄精500g・苍术500g・侧柏叶600g・天冬600g・枸杞
　　　　　　　子400g・糯米1250g・酒曲1200g
〔制　　法〕将前5味捣碎或切薄片，置大砂锅内，加水煎至1L，待冷

备用。如大砂锅，亦可分数次煎。再将糯米淘净，蒸煮后沥半干，倒入净缸中待冷，然后将药汁倒入缸中，加入酒曲（先研细末），搅拌均匀，加盖密封，置保温处。经21天后开封，压去糟，贮瓶备用。亦可将前5味药切片，加入10倍量白酒密封浸泡7~10天，即可。

〔功能主治〕补益养气，益脾祛湿，润血燥，乌须发，延年益寿。用于体倦乏力、饮食减少、头晕目眩、面肢浮肿。须发枯燥变白、肌肤干燥、易痒、心烦少眠。

〔用法用量〕口服：每次温服10~25ml，每日早、晚各服1次。

处方来源 明·《本草纲目》

黄精酒Ⅱ

〔处　　方〕黄精2kg•苍术2kg•枸杞根2.5kg•松叶4.5kg•天冬1.5kg•杏仁500g•怀山药2kg•牛乳10L•米酒120L

〔制　　法〕将杏仁研烂。入牛乳续汁，以杏仁尽为度，后取怀山药相合，与诸药（先研细）共入新瓷瓶盛之，密封瓶口，安于釜中，以重汤煮一沸时乃成。

〔功能主治〕主百病，延年益寿，发白再黑，齿落更生。

〔用法用量〕口服：每日空腹以温酒调一汤匙取之。

处方来源 明·《奇效良方》

〔附　　记〕前6味亦可用水煎2~3次，合并浓缩后再加入瓶中。

菊花明目酒

〔处　　方〕甘菊30g•干地黄10g•当归10g•枸杞子20g•白酒500ml

〔制　　法〕将菊花去蒂，洗净，地黄、当归、枸杞子洗净，切片，一起装入纱布袋内，扎紧袋口。将白酒、纱布药袋放入酒瓶内，盖好盖，封口，浸泡7天即成。

〔功能主治〕滋阴血，补肝肾，聪耳明目，延缓衰老。用于阴血不足，肝脉失荣而引起的头晕头痛、耳鸣目眩、夜寐不酣、多梦易倦、手足震颤等。

〔用法用量〕口服：中午、晚上、睡前饮用50ml。

处方来源 《中国药膳》

〔附　　记〕本方杞、菊滋肝明目；地黄、当归益阴养血，所以对阴血不足的病人尤适宜。

菊花酒Ⅱ

〔处　　方〕菊花2.5kg • 生地黄2.5kg • 枸杞根2.5kg • 糯米35kg • 酒曲适量

〔制　　法〕将前3味加水50L煮至减半，备用；糯米浸泡，沥干，蒸饭，待温，同酒曲（先压细），药汁同拌令匀，入瓮密封，候熟澄清备用。

〔功能主治〕壮筋骨，补精髓，清虚热。用于延年益寿。

〔用法用量〕口服：每次温服10ml，日服3次。

处方来源 宋·《太平圣惠方》

〔附　　记〕《集验良方》菊花酒，即本方去枸杞根，加地骨皮，余同上。

滋补肝肾酒

〔处　　方〕女贞子60g • 枸杞子60g • 生地黄30g • 胡麻仁60g • 冰糖100g • 白酒2L

〔制　　法〕将前4味，胡麻仁水浸，去掉浮物，洗净蒸过，研烂，余药捣碎，与胡麻仁，同入布袋，待用；另将冰糖放锅中，加水适量，置文火上加热溶化，待变成黄色时，趁热用净细纱布过滤1遍，备用；将白酒放入容器中，加入药袋，加盖，置炉上文火煮沸时取下，待冷后密封，置阴凉处隔日摇动数下，浸泡14天后，过滤去渣，加入冰糖液，再加入500ml凉开水，拌匀，过滤，贮瓶备用。

〔功能主治〕滋肝肾，补精血，益气力，乌须发，延年益寿。用于腰膝酸软、肾虚遗精、头晕目眩、须发早白、老年肠燥便秘等症。

〔用法用量〕口服：每次空腹服10～20ml，每日早、晚各服1次。

处方来源 《药酒汇编》

〔附　　记〕老年人、壮年人常饮此酒，有"延年益寿、抗早衰"之作用。

蜂蜜酒

〔处　　方〕蜂蜜500g • 红曲50g

〔制　　法〕将蜂蜜加水1L，加红曲入内，拌匀，装入净瓶中，用牛皮纸封口，发酵1个半月即成。过滤去渣，即可饮用。

〔功能主治〕本品有补益与治疗作用。用于成年和老年人长期饮用对身体都有好处，特别是对患有神经衰弱、失眠、性功能减退、慢性支气管炎、高血压、心脏病等慢性疾病患者，都大有裨益。

〔用法用量〕口服：不拘时，随量饮服。

处方来源 《百病中医药酒疗法》

精神药酒秘方

〔处　　方〕东北人参15g • 干地黄15g • 干糍粑15g • 淫羊藿9g • 沙苑子9g • 母丁香9g • 沉香3g • 远志3g • 荔枝核7枚（捣碎）• 60° 高粱白酒1L

〔制　　法〕将前9味，先去掉杂质，灰尘，再同置容器中，加入白酒，密封，浸泡45天后即可饮用。

〔功能主治〕补气养阴，温肾健脾。用于体虚、精神疲乏、延年益寿。

〔用法用量〕口服：每次服10ml，徐徐呷服。日服1次。

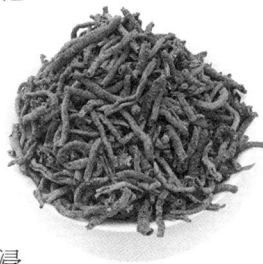

> ❶ 注意事项：青壮年及阴虚肝旺者禁用。

处方来源 《百病中医膏散疗法》

熙春酒Ⅱ

〔处　　方〕生猪板油500g・枸杞子120g・龙眼肉120g・女贞子（冬至日集，九蒸九晒）120g・生地黄120g・淫羊藿120g・生绿豆120g・滴花烧酒10L

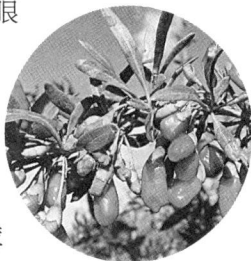

〔制　　法〕将前7味洗净，晒干，捣碎或切薄片，置容器中，加入烧酒，密封，浸泡1个月后即可取用。食素者去猪油，加取柿饼500g可也。

〔功能主治〕健步驻颜，培养心肾。用于身体虚弱、早衰。

〔用法用量〕口服：不拘时候，频频饮之，勿醉。

处方来源　清·《随息居饮食谱》

〔附　　记〕单以猪脂、白蜜浸之，名玉液酒。温润祉肺，泽肌肤、美毛发，治老年久嗽极效。随息自验。

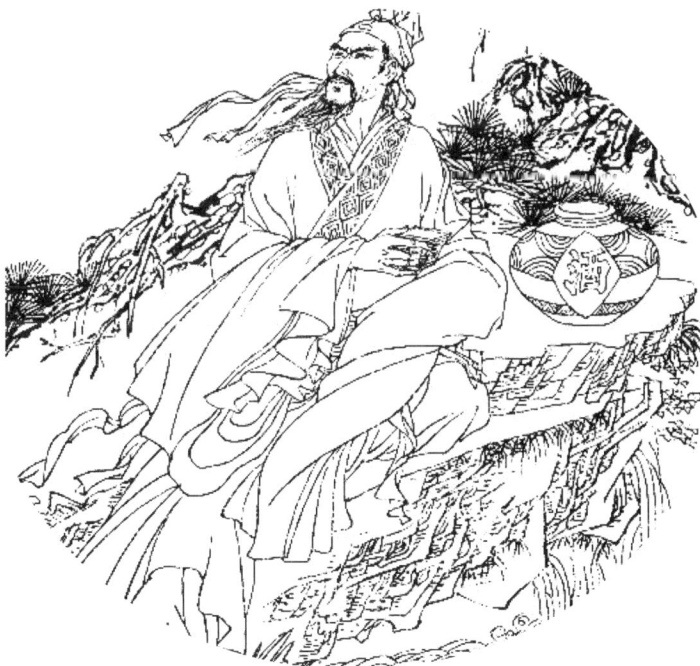

第六章

不孕不育用药酒

第一节
男子不育用药酒

二子内金酒

〔处　方〕菟丝子100g・韭菜子100g・鸡内金50g・益智仁50g・白酒1L

〔制　法〕将前4味捣碎，置容器中，加入白酒、密封，浸泡7天后，过滤去渣，即成。

〔功能主治〕补肾壮阳，固精。用于早泄不育症。

〔用法用量〕口服：每次服15~30ml，日服3次

　处方来源　《中国药酒配方大全》

九子生精酒

〔处　方〕枸杞子50g・菟丝子50g・覆盆子50g・车前子50g・五味子50g・韭菜子50g・女贞子50g・桑椹50g・巨胜子50g・九香虫30g・白酒4L

〔制　法〕将前10味捣碎，置容器中，加入白酒，密封，浸泡5~7天后，过滤去渣，贮瓶备用。

〔功能主治〕阴阳并补，生化肾精。用于特发性少精症。证属先天不足或后天失调、精神萎靡、头晕耳鸣、健忘、腰酸，或胸腹闷胀，或无自觉症状。

〔用法用量〕口服：每次服15~30ml，日服2~3次。

　处方来源　《名老中医秘方验方精选》

五花酒

〔处　方〕玫瑰花15g・蔷薇花15g・梅花15g・韭菜花15g・沉香15g・核桃仁250g・米酒1.25L・白酒1.25L

〔制　法〕将前6味共入布袋，置容器中，加入白酒，密封，浸泡1个月后，过滤去渣，兑入米酒，混匀。贮瓶备用。

〔功能主治〕益肾固精，强阳起痿。用于肾阳不足、阳痿不举、小便淋

沥、男子阳弱不育、女子阴虚不孕等症。

〔用法用量〕口服：每次服50ml，日服3次。或随意饮之，不醉为度。

处方来源 《民间百病良方》

三子酒

〔处　　方〕菟丝子200g • 枸杞子150g • 女贞子150g • 路路通100g • 38°~50°米酒5L

〔制　　法〕上药加米酒，置于密封的容器中50天，即得。

〔功能主治〕补肾益髓。用于治疗男性不育。

〔用法用量〕口服：每日早、中午饭前各服20ml，晚睡前服60ml，耐酒力强者每次可加服5~10ml。60天为一疗程。在第一疗程期间忌行房事，60天后继续服药酒并鼓励行房。

处方来源 《河南中医》

〔附　　记〕有医院以本酒治疗男子不育患者28例，经过120~240天的服用，其中性功能恢复正常，精子数目、活动率恢复正常，使妻子怀孕者为痊愈，有21例。性功能恢复正常，精子情况改善者为有效，有6例。

公鸡殖酒

〔处　　方〕鲜公鸡睾丸200g • 淫羊藿100g • 夜交藤100g • 仙茅100g • 路路通100g • 龙眼肉100g • 50°米酒5L

〔制　　法〕上药切片或切段，共置于瓶内加酒浸泡，密封，30天后可用，鲜公鸡睾丸不宜用水洗或放置时间过长，忌日晒，令刲鸡者刲出鸡殖后即投入酒内。

〔功能主治〕补肾壮阳，益精。用于治阳痿、早泄、精子数不足的男性不育症等。

〔用法用量〕口服：每日早午空腹各服药酒20ml，晚临卧服40ml。60天为一疗程。

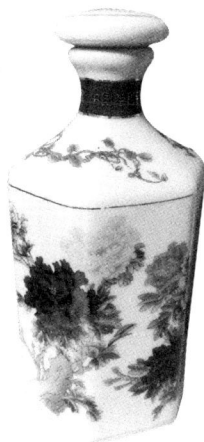

❗ 注意事项：在第一疗程用药期间，忌行房事，忌食萝卜、白菜等寒性食物；夫妻应分居，忌行房事。第一个疗程结束后，可适度行房事。

处方来源 《新中医》

生精酒 I

〔处　　方〕鹿茸10g • 鹿鞭15g • 海狗肾1对 • 熟地黄60g • 韭菜子30g • 巴戟天30g • 淫羊藿30g • 五味子30g • 白酒2.5L

〔制　　法〕将前8味切成薄片，置容器中，加入白酒，密封。浸泡10天后，过滤去渣，即成。

〔功能主治〕补肾壮阳，益精血。用于精虚型男性不育症。

〔用法用量〕口服：每次服10ml，日服3次。

处方来源 《中国当代中医名人志》

生精酒 II

〔处　　方〕锁阳60g • 淫羊藿60g • 巴戟天30g • 菟丝子30g • 肉苁蓉30g • 王不留行15g • 甘草15g • 黄芪50g • 制附子20g • 车前子20g • 女贞子20g • 蛇床子20g • 海狗肾5具 • 山茱萸40g • 熟地黄40g • 枸杞子40g • 白酒5L

〔制　　法〕将上药共研为粗末或切成薄片，纱布袋装，扎口，白酒浸泡。10天后取出药袋，压榨取液。将药液与药酒混合，静置，过滤后即得。

〔功能主治〕补肾壮阳，益气生精。用于男子精子异常不育症，阳痿。

〔用法用量〕口服：每次服15～30ml，日服2次。

处方来源 《临床验方集》

〔附　　记〕本药酒服用1个月为一个疗程，可以用1～3个疗程。用本药酒治疗因过食棉籽油致精子异常不育症40例，结果38例痊愈。

仙传种子药酒

〔处　方〕茯苓100g・红枣50g・核桃仁40g・黄芪50g・（蜜炙）人参50g・当归50g・川芎50g・炒白芍50g・生地黄50g・熟地黄50g・小茴香50g・枸杞子50g・覆盆子50g・陈皮50g・沉香50g・肉桂50g・砂仁50g・甘草50g・五味子30g・乳香30g・没药30g・蜂蜜600g・糯米酒1L・白酒10L

〔制　法〕先将蜂蜜入锅内熬滚，入乳香、没药搅匀，微火熬滚后倒入容器中，再将前19味共研为粗末，与糯米酒、白酒一同加入，浸泡14天后，过滤去渣，即成。

〔功能主治〕补元调经，填髓补精，壮筋骨，明耳目，悦颜色。用于气血不足、头晕耳鸣、视物昏花、腰膝酸软、面色无华、精少不育、妇女月经不调、不孕等症。

〔用法用量〕口服：每次服30ml，日服3次。

处方来源　《临床验方集》

多子酒

〔处　方〕枸杞子500g・龙眼肉500g・核桃肉500g・白米糖500g・白酒5L・糯米酒5L

〔制　法〕上药放入绢袋内扎口，放坛内，加入白酒、糯米酒，封口，经21天取出。

〔功能主治〕补肾固精。用于治疗无子。

〔用法用量〕口服：每次服30～50ml，日服3次。

处方来源　清・《奇方类编》

还春口服液

〔处　方〕红参15g・淫羊藿15g・汉三七15g・枸杞子15g・鹿茸5g・白酒500ml

〔制　法〕将前5味捣（切）碎，置玻璃器皿内，用白酒浸泡2周过滤去渣。取上清液，备用。

〔功能主治〕益气生津，壮阳，活血。用于肾虚型男性不育症、性功能减退。

〔用法用量〕口服：每次服10ml，日服2次。

处方来源 《中国当代中医名人志》

助育衍宗酒

〔处　　方〕鲜狗鞭2具 • 紫河车50g • 淫羊藿100g • 枸杞子100g • 丹参100g • 50°以上白酒4L

〔制　　法〕将上药共置于容器中内，密封，20天后即可饮用。

〔功能主治〕补肾益精，滋阴养肝，活血通络。用于治疗精液异常不育症。

〔用法用量〕口服：每次20~25ml，每日3次，30日为一疗程。

处方来源 《河南中医》

〔附　　记〕本方加减：肾阴虚型加女贞子、黄柏；肾阳虚型加肉桂、巴戟天；气虚血弱型加黄芪、何首乌；脾肾两经郁热型加杜仲、黄精；湿热下注型加苦参、龙胆草；肝经郁热型加栀子、柴胡。作者治疗无精子症5例，结果：妊娠1例，临床治愈2例，好转1例，无效1例。精液稀少症19例，最后结果妊娠9例，临床治愈7例，好转2例，无效1例，精液不液化8例，结果妊娠3例，临床治愈3例，好转1例，无效1例。精子畸形，死精过多症18例，最后结果妊娠9例，临床治愈7例，好转2例，无效0例。

延寿获嗣酒 I

〔处　　方〕生地黄180g（用益智仁30g同蒸30分钟，去益智仁）• 覆盆子60g • 怀山药60g • 芡实60g • 茯神60g • 柏子仁60g • 沙苑子60g • 山萸肉60g • 肉苁蓉60g • 麦冬60g • 牛膝60g • 鹿茸1对 • 龙眼肉120g • 核桃肉120g • 白酒10L

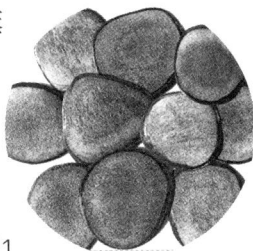

〔制　　法〕将前14味切碎或捣碎，置缸内，加入白酒，封固，隔水加热3.5小时后，取缸埋入十中7天后取出，过滤去渣，分装

备用。也可将以上各药切碎，加白酒密封浸泡7天，即可。

〔功能主治〕补肾壮阳，收涩固精，安神养目。用于肾阳虚弱、肾精不固、阳痿遗精、婚后无嗣，或妇女受孕易流产，以及须发早白、耳目失聪等症。

〔用法用量〕口服：每晚服40～50ml，勿饮至醉。

⚠ 注意事项：凡孕妇及阴虚火旺者忌服。

处方来源 清·《惠直堂经验方》

〔附　记〕验之临床，坚持服用，每收良效。

龟龄集酒Ⅱ

〔处　方〕鹿茸250g • 人参200g • 熟地黄60g • 炮山甲80g • 大青盐80g • 生地黄80g • 海马100g • 石燕100g • 肉苁蓉90g • 家雀脑30个 • 大蜻蜓20g • 淫羊藿20g • 杜仲炭20g • 甘草10g • 地骨皮40g • 锁阳30g • 菟丝子30g • 补骨脂30g • 枸杞子30g • 蚕蛾9g • 硫黄3g • 公丁香25g • 急性子25g • 细辛15g • 黑附子170g • 白酒20L

〔制　法〕将上药切成薄片，与白酒一起置入容器中，密封，隔水小火煮2小时（也可不煮，直接密闭静置），静置7天即成，静置期间，每日振摇1次。

〔功能主治〕兴阳助肾，大补真元。用于肾阳虚弱或劳倦内伤，症见阳痿、滑精、筋骨无力、步履艰难、头昏目眩、神经衰弱、男子不育、女子不孕症、赤白带下等。

〔用法用量〕口服：每次服15～30ml，每日早、晚各服1次。

⚠ 注意事项：凡阴虚火旺者（证见性欲亢进，烦躁易怒，两颧潮红，口干，咯血等）忌服。

处方来源 《天津药品标准》

〔附　记〕本药酒既能防病治病，又能延年益寿。通过现代药理实验证实，本药酒如下作用显著：①对肾上腺皮质功能衰竭的小鼠具有保护作用；②能提高小鼠的认别和记忆能力；

③增强小鼠抗疲劳和耐缺氧能力；④具有强心作用；⑤促进动物巨噬细胞、网状内皮系统的吞噬功能及溶血抗体的产生，对大脑皮质具有促进兴奋和抑制的双重功能；⑥有护肝作用。

补肾生精酒

〔处　　方〕淫羊藿120g・锁阳60g・巴戟天60g・熟地黄60g・枣皮20g・制附子20g・肉桂20g・当归20g・肉苁蓉50g・枸杞子40g・桑椹40g・菟丝子40g・韭菜子16g・前胡16g・甘草25g・白酒5L

〔制　　法〕将前15味研为粗末或切片，入布袋，置容器中，加入白酒，密封，浸泡15天后，过滤去渣，即成。

〔功能主治〕补肾益精，滋阴壮阳。用于肾虚阳痿、不育症、腰膝酸软、四肢乏力、耳鸣眼花等症。

〔用法用量〕口服：每次服25ml，日服3次。

〔处方来源〕《药酒汇编》

鸡睾酒

〔处　　方〕鲜鸡睾丸40g・淫羊藿20g・夜交藤20g・仙茅20g・路路通20g・龙眼肉20g・白酒1L

〔制　　法〕将前6味切碎，置容器中，加入白酒。密封，浸泡30天后，过滤去渣，即成。

〔功能主治〕补肾强精。用于不育症等。

〔用法用量〕口服：每次空腹服40ml，日服3次。

〔处方来源〕《药酒汇编》

固精酒Ⅱ

〔处　　方〕枸杞子120g・当归60g（酒洗切片）・熟地黄90g・白酒2.5L

〔制　　法〕上药绢袋盛入坛内，加入白酒，重汤煮三炷香，埋土中7天；也可将以上各药用白酒密封浸泡7天即可。

〔功能主治〕养血，填精补髓。用于治疗阳痿不育。

〔用法用量〕口服：每日早晚各饮50ml，不可太多。

处方来源　清·《惠直堂经验方》

瓮头春酒

〔处　　方〕红花500g·淫羊藿（去毛边）500g·白芍（酒炒）100g·羯羊油（炒淫羊藿极黑）500g·杜仲（童便浸一宿，炒）50g·苍术（炒）200g·天冬50g·肉苁蓉（去鳞甲）50g·牛膝200g·五加皮200g·白茯苓200g·砂仁25g（炒）·补骨脂50g·人参50g·大附子（制）25g·白蔻仁（炒）25g·当归身125g·蜀椒（焙，去汗去目）25g·丁香25g·木香25g·沉香25g·枸杞子150g·白术（炒）200g·甘草25g·地骨皮（蜜水炒）50g·熟地黄150g·干菊花50g·生地黄100g·葱白500g·白酒50L

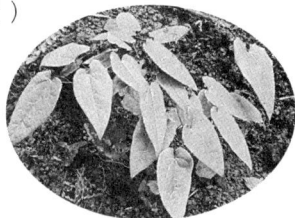

〔制　　法〕将糯米4斗，淘净，浸24小时，上锅蒸为糜，取出候冷。用原淘米浆10kg，入锅温之，加葱白，滚数沸，去葱白候冷，和入糜内，然后拌上细曲末4L、粗曲末2L。将上药剉为末和入糜内拌匀，又将淫羊藿、红花二味各入绢袋，先置瓮底，方将此糜入瓮，压住绢袋，拍实。加白酒10L封固酒缸，春秋3天，夏1天，冬5天。后又加白酒40kg，仍将瓮口封固。至14天开缸调匀，再加龙眼肉、红枣，又煮糯米饭2L，候冷，投入瓮内调匀。再过14天，榨出清酒，入坛封口，煮三柱香，埋3天，秋冬不必煮，第二次又用糯米2斗煮饭，拌曲末1kg，白酒25kg，入在糟内封固，过5天打扒调匀，又封，过5天打扒调匀，再过5天上榨。也可将以上各药切片，加入白酒密封浸泡15天即得。

〔功能主治〕专能壮阳种子，填精补髓。用于男子40岁后服用；女子宫冷、白带等症。

〔用法用量〕口服：每晚服40～50ml。

〔处方来源〕 清·《奇方类编》

〔附　　记〕本方与补益调养类药酒中的延寿瓮头春酒相比，仅多沉香、枸杞子、白术三味，其余药味相同，制备方法也基本相似，但增添了补肾健脾的功能。

草苁蓉酒

〔处　　方〕草苁蓉200g•好酒2L

〔制　　法〕将药物切成薄片浸于白酒中，3天后即可使用。

〔功能主治〕补肾强筋。用于治肾虚腰痛、阳痿、遗精、不孕等症。

〔用法用量〕口服：每日早晚各1次，适量饮用。

〔处方来源〕 清·《良朋汇集》，《治疗与保健药酒》

〔附　　记〕草苁蓉为列当别名，是列当科植物紫花列当或黄花列当的全草及根，味甘性温，具有补肾助阳，润肠，止血等功效。

枸杞肉酒

〔处　　方〕枸杞子250g•龙眼250g•核桃肉250g•白米糖250g•烧酒7L•糯米酒500ml

〔制　　法〕将前3味捣碎，入布袋，置容器中，加入烧酒、糯米酒和米糖（击碎），密封，浸泡21天后，过滤去渣，即成。

〔功能主治〕补肾健脾，养血脉，抗衰老。用于脾肾两虚所致面色萎黄、精神萎靡、腰膝酸软、阳痿早泄、精少不育等症。

〔用法用量〕口服：每次服30～50ml，日服2次。

〔处方来源〕 《药酒汇编》

种子药酒I

〔处　　方〕淫羊藿120g•核桃仁60g•怀生地60g•枸杞子30g•五加皮30g•白酒2L

〔制　　法〕将前5味切碎，置容器中，加入白酒，密封，隔水加热蒸透，取下待冷，浸泡7天后，过滤去渣，即成。

〔功能主治〕补肾阳，益精血。用于不育症。

〔用法用量〕口服：每次服10～15ml，日服2次。

〔处方来源〕《临床验方集》

皇室秘酒

〔处　　方〕人参40g • 鹿鞭40g • 熟地黄60g • 枸杞子60g • 淫羊藿40g • 肉桂20g • 制附子5g • 白酒2L

〔制　　法〕将上述诸药加工使碎或切成薄片，置容器中，加入白酒，密封，浸泡7天后，过滤去渣，即成。

〔功能主治〕补肾壮阳。用于治疗男子不育症。

〔用法用量〕口服：每晚临睡服50ml，连服1～5月。

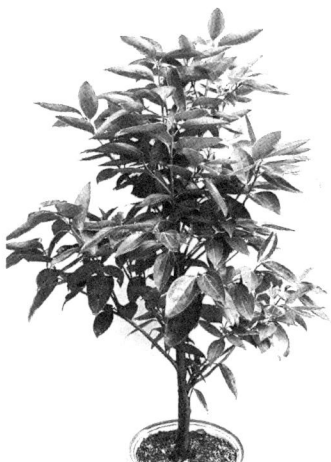

〔处方来源〕《湖北中医杂志》

〔附　　记〕有医院以本酒治疗男性不育症52例，治疗后其主要症状全部消失，治愈27例，治愈率51.93%，好转23例，好转率44.22%，总有效率96.15%，孕育率40.4%。

海狗肾酒

〔处　　方〕海狗肾1具 • 生晒参15g • 怀山药30g • 白酒1L

〔制　　法〕将前3味加工使碎或切成薄片，置容器中，加入白酒，密封，浸泡7天后，过滤去渣，即成。

〔功能主治〕补肾助阳，益气强身。用于不育症、精冷、阳痿滑精、畏寒肢冷、腰膝冷痛等。

〔用法用量〕口服：每次服20ml，日服2次。

〔处方来源〕《民间百病良方》

鹿茸虫草酒Ⅱ

〔处　　方〕鹿茸20g•冬虫夏草90g•高粱酒1.5L

〔制　　法〕将上述药物饮片以高粱酒浸泡10天，过滤饮用。

〔功能主治〕温肾壮阳，益精养血。用于肾阳虚衰、精血亏损所致腰膝酸软无力、畏寒肢冷、男子阳痿不育等症。

〔用法用量〕口服：每晚睡前饮20～30ml。

> ⚠ 注意事项：该酒性温热，阴虚者禁用。

处方来源　《河南省秘验单方集锦》

毓麟酒

〔处　　方〕桑椹30g•枸杞子30g•山萸肉30g•补骨脂（炒）40g•牛膝30g•菟丝子30g•韭菜子30g•楮实子30g•肉苁蓉40g•覆盆子40g•蛇床子10g•莲须20g•巴戟天10g•山药（炒）10g•木香10g•白酒3.5L

〔制　　法〕以上共为粗末或切片，麻布袋盛之，用白酒密封浸泡7天。

〔功能主治〕补肾固精。治肾虚不育。

〔用法用量〕口服：每晚服40～50ml，勿饮至醉。

处方来源　清•《奇方类编》

〔附　　记〕方中桑椹、枸杞子、菟丝子、韭菜子、覆盆子、楮实子、蛇床子均为植物种子，种多液汁，既能滋培阴液，又含蕴生之气。冉雪峰说："近贤谓植物细胞微粒子，与人体细胞微粒子是同一的。以人之刺激素，施于植物，以及植物之刺激，施于人体均有特殊感应。毓者同'育'，麟者，子也，服了本酒后能生育后代，故名"毓麟酒。"

魏国公红颜酒

〔处　　方〕莲子肉10g•松子仁10g•白果仁10g•龙眼肉10g•白酒500ml

〔制　　法〕将前4味切碎或切成薄片，置容器中，加入白酒，密封，浸泡15天后，过滤去渣，即成。

〔功能主治〕滋阴壮阳。用于身体羸弱、心悸怔忡、神疲乏力、男子不育等症。

〔用法用量〕口服：每次服30~50ml，日服2次，或随量饮之。

处方来源 《药酒汇编》

第二节
女性不孕症用药酒

二根茴香酒

〔处　　方〕茶树根15g•凌霄花根15g•小茴香15g•老母鸡（去毛及内脏）1只•黄酒25ml•米酒25ml•红糖20g•食盐20g

〔制　　法〕于月经来时，将茶树根和凌霄花根切碎，置容器中，加入黄酒适量，密封，隔水同炖2~3小时，待冷，去渣，加入红糖和服；于月经尽后第2天，将小茴香与老母鸡同炖烂，加少许米酒和食盐服用。

〔功能主治〕健脾补肾，温经散寒，调经助孕。用于痛经，不孕症等。

〔用法用量〕口服：每个月1剂，连服3个月。

处方来源 《民间百病良方》

巴戟天酒Ⅱ

〔处　　方〕巴戟天100g•当归30g•黄芪30g•熟地黄30g•鹿角30g•益母草30g•白酒1L

〔制　　法〕将前6味捣碎或切薄片，入布袋，置容器中，加入白酒，密封，经常振摇，浸泡7天后，过滤去渣，即成。

〔功能主治〕温肾调经。用于肾元虚寒所致的不孕症。

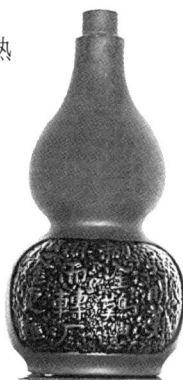

第六章　不孕不育用药酒　　151

〔用法用量〕口服：每次服20ml，日服2次。

处方来源　《药酒汇编》

仙灵酒

〔处　　方〕淫羊藿100g•肉苁蓉100g•白酒1.5L
〔制　　法〕将前2味切碎，置容器中，加入白酒，密封，浸泡10～14
　　　　　　天后，过滤去渣，即成。
〔功能主治〕补肾壮阳，滋阴润燥。用于肾阳亏虚所致的阳痿精冷，宫
　　　　　　寒不孕，腰膝酸痛，畏寒肢冷等症。
〔用法用量〕口服：每次空腹服10ml，日服3次。

处方来源　《药酒汇编》

延寿扶嗣酒Ⅱ

〔处　　方〕生地黄45g•覆盆子15g•炒山药
　　　　　　15g•炒芡实15g•茯神15g•柏
　　　　　　子仁15g•沙苑子15g•山萸肉
　　　　　　15g•肉苁蓉15g•麦冬15g•牛膝
　　　　　　15g•鹿茸25g•龙眼肉10g•白酒3L
〔制　　法〕将前13味切成小片，置容器中，加入白酒，密封，隔水煮
　　　　　　7小时，取出埋入土中3天后，过滤去渣，即成。
〔功能主治〕补精填髓，健身益寿。用于身体虚弱、不耐风寒、劳役，
　　　　　　或思虑过度，致气血两亏；或半身不遂、手足痿痹；或精
　　　　　　元虚冷、久而不孕；或频数流产等症。
〔用法用量〕口服：每晚睡前服15～30ml。

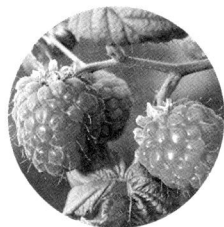

处方来源　《药酒汇编》

宜男酒

〔处　　方〕全当归60g•茯神60g•枸杞子60g•川牛膝60g•制杜仲
　　　　　　60g•龙眼肉60g•核桃肉60g•葡萄干60g•白酒5L
〔制　　法〕上药制成粗末或切片，装入绢袋，悬于瓷坛内，以无灰酒

5L浸泡，封固，隔水加热半小时后，取出瓷坛埋土中，7天后取起使用。

〔功能主治〕益精血，补肝肾，强筋骨，安心神。用于肝肾亏虚、精血不足所致的月经不调、婚后不孕之症。

〔用法用量〕口服：每次20ml，每日1～2次。

❗ 注意事项：饮酒期间忌房事或避孕。

处方来源 清·《同寿录》，《治疗与保健药酒》

〔附　　记〕配方中枸杞子平补肝肾，益精养血；全当归、川牛膝养血活血；杜仲、核桃肉补肾强腰膝；龙眼肉、茯神益气血而安神；葡萄干有补气血、强筋骨的作用。全方用药平和，适于作保健酒服用，可使精血充盛、精神饱满、筋骨强健；并有改善生殖功能，调经种子的作用，名谓宜男酒，乃因此酒有能协调生殖器官功能而得贵子之功。

参茸补血露Ⅱ

〔处　　方〕当归15g·川芎12g·丹参30g·鹿茸6g·枸杞子9g·五味子9g·白豆蔻9g·焦白术15g·莲子肉15g·茯神12g·远志15g·石菖蒲15g·甘草12g·制首乌12g·生地15g·白酒2.5L·白糖250g

〔制　　法〕上药切片盛入绢袋，用白酒、白糖同置罐中，密封，放锅中隔水煮3小时，取出晾冷，埋土中3天出火毒，5天后即可过滤取酒液服用。

〔功能主治〕温阳，祛痰，补血填精，安神健脾。适用于因肾阳虚、精血不足、瘀血停滞所致的经闭，月经过多、带下诸症。阳虚精血不足的不孕、不育症。

〔用法用量〕每次一盅，一日3次，口服。

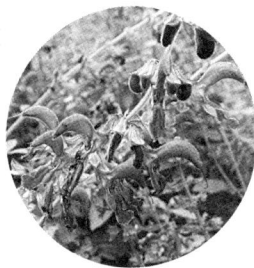

❗ 注意事项：该酒性偏温热，凡虚而有热者不宜使用该酒。

〔处方来源〕《全国中药成药处方集》，《治疗与保健药酒》

〔附　　记〕该酒以丹参、鹿茸为主药温肾阳、益精血，故名冠参茸。配以养血活血，滋肝肾，补精血，敛精气，理气健脾，交通心肾，安神定志的药物，故可治疗闭经及经带过多。

养精种玉酒

〔处　　方〕白芍60g • 核桃仁60g • 熟地黄50g • 全当归50g • 山萸肉50g • 远志肉50g • 紫河车50g • 枸杞子30g • 菟丝子30g • 五味子20g • 香附20g • 丹参15g • 酸石榴子10g • 炙甘草10g • 炒枣仁10g • 炒麦芽10g • 炒谷芽10g • 白酒5L • 蜂蜜300g

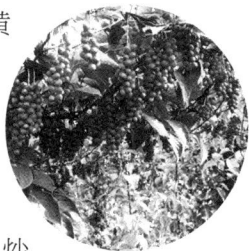

〔制　　法〕将前17味共为细末或切片，置容器中，加入白酒和蜂蜜，密封，浸泡15天后，过滤去渣，即成。

〔功能主治〕养血滋阴，调补肝肾。用于妇人身瘦，血虚不孕。

〔用法用量〕口服：每次服20ml，日服2次。

〔处方来源〕《药酒汇编》

种子药酒Ⅱ

〔处　　方〕淫羊藿250g • 生地黄120g • 枸杞子60g • 核桃肉120g • 五加皮60g • 白酒5L

〔制　　法〕上药切片，以白酒浸泡，容器封固后，隔水加热至药片蒸透，取出放凉，再浸数日，即可使用。

〔功能主治〕振奋肾阳，补益精血。用于肾阳虚衰，肾精不足所致的不孕（不育）症。

〔用法用量〕适量饮服。

> ❶ 注意事项：酒性温热，阴虚火旺者不宜使用，在服酒期间应慎房事，并采取避孕措施，避免乙醇伤及胎儿。

处方来源　清·《冯氏锦囊秘录》

〔附　　记〕种子药酒适用于某些后天病理变化造成的不孕或不育，若属于因先天性生理缺陷而致的不孕或不育者，治疗无效。

种玉酒

〔处　　方〕当归150g • 远志150g • 甜酒3L

〔制　　法〕先将全当归切碎，同远志和匀，入布袋，置容器中，加入甜酒，密封，浸泡7天后，过滤去渣，即成。

〔功能主治〕活血通经，调和气血。用于妇人经水不调，或气血不足、不能受孕。

〔用法用量〕口服：每晚随量温服之，不可间断。用完依法再制再服之。

处方来源　《民间百病良方》

〔附　　记〕本方是治妇人不孕方。主药当归是中医调经要药，现代药理表明，当归有调节子宫功能、活血化瘀作用，并能促进小鼠子宫总核酸含量的改变，促使脱氧核糖核酸DNA的显著增加，远志为安神滋补兼有祛痰活血作用。合当归调节全身神经系统的正常功能。药性平和，安全有效。另月经干净之后，每日取青壳鸭蛋1枚，以针刺孔7个，用蕲艾5份，水1碗，将蛋安于艾水碗内。饭锅上蒸熟食之，每月多则吃5、6个，少则2、3个。

排卵酒

〔处　　方〕柴胡6g • 赤芍10g • 白芍10g • 鸡血藤10g • 坤草10g • 泽兰10g • 苏木10g • 刘寄奴10g • 怀牛膝10g • 生蒲黄10g • 女贞子10g • 覆盆子10g • 菟丝子10g • 枸杞子10g • 黄酒1L

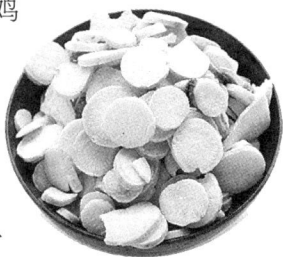

〔制　　法〕将前14味捣碎或切薄片，入布袋，置容器中，加入黄酒，

密封，经常摇动，浸泡14天后，过滤去渣，即成。

〔功能主治〕补益肝肾，活血调经，促排卵。用于肝肾失养、气滞血瘀
引起的卵巢功能不足、不孕等症。

〔用法用量〕口服：每次服30ml，日服2次。

---

❶ 注意事项：凡胃肠道有溃疡出血者忌服。

处方来源 《药酒汇编》

第七章

性功能障碍用药酒

第一节
治疗阳痿用药酒

二仙加皮酒

〈处　　方〉淫羊藿120g • 仙茅90g • 刺五加皮90g • 糯米酒（或低度白酒）4L

〈制　　法〉将上药粗碎后与糯米酒（或低度白酒）同加入容器内，共浸泡密封贮存瓶内7天，每日摇动1～2次，前2天瓶温控制在50℃以上，7天后放低温处备用。

〈功能主治〉补肝益肾、壮阳强身。用于主治男子性功能下降。

〈用法用量〉口服：每次20~25ml，早晚各1次。20天为一疗程，间隔3～5天后可进行第2疗程治疗。

处方来源 《中医药研究》

〈附　　记〉患者在服药期间多食鸽、羊肉、甲鱼、海虾之类产品，并配合一定的心理治疗。

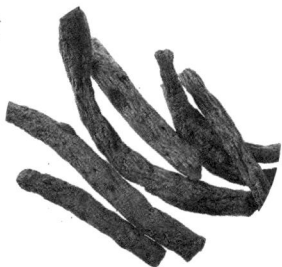

人参鹿茸酒

〈处　　方〉人参（红参）20g • 鹿茸10g • 红糖150g • 白酒500ml

〈制　　法〉上药研为粗末，纱布袋装，扎口，白酒浸泡。7天后取出药袋，压榨取液。并将药液与药酒混合，静置，过滤，即得。

〈功能主治〉补气助阳，益肾填精。用于肾精亏损，气血不足，阳痿以及更年期综合征。

〈用法用量〉口服：每次服10～15ml，日服2次。

! 注意事项：凡阴虚火旺及高血压病者忌服。

处方来源 《民间百病良方》

万灵至宝仙酒

〔处　　方〕淫羊藿300g・雄黄60g・当归240g・黄柏60g・仙茅120g・列当120g・知母120g・白酒7.5L

〔制　　法〕将前7味切碎或切成薄片，置容器中，加入白酒，密封，桑柴武火隔水煮6小时，再埋地下3天去火毒，取出，浸泡7天后捞出药渣，过滤去渣即成。药渣再晒干研为细末，稻米面打为糊丸如梧桐子大，贮瓶备用。也可将以上各药切片，加入白酒密封浸泡7天即得。

〔功能主治〕生精血，益肾水，助阳补阴，健身强体。用于男子阳痿、遗精、滑精、白浊、小便淋沥不尽；诸虚亏损、五劳七伤；妇女赤白带下，月经不调、肚冷脐痛，不孕等症。

〔用法用量〕口服：每次服药酒30ml，药丸30粒，每日早、晚各服1次。

处方来源　《药酒汇编》

〔附　　记〕验之临床，本药酒用治上述各症，坚持服用，每收良效。

五子酒I

〔处　　方〕覆盆子12g・菟丝子12g・金樱子12g・楮实子12g・枸杞子12g・桑螵蛸12g・白酒5L

〔制　　法〕将前6味捣碎，入布袋，置容器中，加入白酒，密封，浸泡14天后，过滤去渣，即得。在浸泡期间，每日振摇1次，以加速药性释出。

〔功能主治〕补肝肾，益精髓，固精，缩尿，明目。用于腰膝冷痛、阳痿、滑精、小便频数、视物模糊白带过多等症。

〔用法用量〕口服：每次服15～30ml，日服2次。

处方来源　《药酒汇编》

牛膝附子酒

〔处　　方〕牛膝6g・薏苡仁6g・五加皮6g・杜仲6g・天冬6g・秦艽6g・独活4g・炙细辛4g・制附子4g・巴戟天4g・肉桂4g・石楠叶4g・白酒800ml

〔制　　法〕将前12味捣碎或切成薄片，置容器中，加入白酒，密封，浸泡10天后，过滤去渣，即成。

〔功能主治〕散寒祛风，温肾壮阳，舒筋活络，温中止痛。用于四肢麻木、腰膝酸痛、屈伸挛急、阳痿、便清等。

〔用法用量〕口服：每次服15～20ml，日服3次。

〔处方来源〕《药酒汇编》

牛膝人参酒

〔处　　方〕牛膝20g•山萸肉20g•川芎20g•制附子20g•巴戟天20g•五味子20g•黄芪20g•人参20g•五加皮25g•肉苁蓉25g•生姜25g•防风25g•肉桂15g•生地黄15g•蜀椒15g•海风藤10g•磁石（醋煅碎）20g•白酒1.5L

〔制　　法〕将前17味捣碎或切成薄片，置容器中，加入白酒，密封，浸泡3～7天后，过滤去渣，即成。

〔功能主治〕补肝肾，壮元气，祛风湿，通经络。用于腰脚疼痛、下元虚冷、阳痿滑泄、便清腹痛、气虚乏力。

〔用法用量〕口服：每日服5～20ml，不拘时，频频温饮之，常令有酒气相续。

〔处方来源〕宋•《圣济总录》

牛膝肉桂酒

〔处　　方〕牛膝30g•秦艽30g•川芎30g•防风30g•肉桂30g•独活30g•丹参30g•云茯苓30g•制杜仲25g•制附子25g•石斛25g•干姜25g•麦冬25g•地骨皮25g•五加皮40g•薏苡仁15g•大麻仁10g•白酒3L

〔制　　法〕将前17味捣碎或切成薄片，置容器中，加入白酒，密封，浸泡3～7天后，过滤去渣，贮存备用。

〔功能主治〕温肾壮阳，健脾和胃，祛风除湿，温经通络。用于腰膝酸痛、阳痿滑泄、大便清、腿脚虚肿、关节疼痛、四肢不温、腹部冷痛。

〔用法用量〕口服：每次空腹服15～20ml，日服3次。

〔处方来源〕宋•《圣济总录》

双鞭壮阳酒

〔处　　方〕母鸡肉50g • 牛鞭10g • 狗鞭10g • 羊肉10g • 枸杞子30g • 菟丝子30g • 肉苁蓉30g • 老姜、花椒、料酒、味精、食盐等调料适量

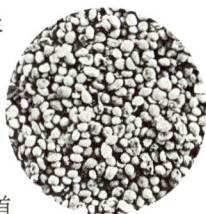

〔制　　法〕将牛鞭泡水中发胀，去净表皮，顺尿道对剖成两半，用清水洗净，再用冷水漂30分钟，备用，将狗鞭用油炒酥，再用温水浸泡发胀，刷洗干净；将羊肉洗净，放进沸水中漂去血水，捞起入冷水中漂洗，待用。将牛、狗鞭和羊肉放进砂锅，加水烧开，打去浮沫；放入花椒、生姜、料酒和母鸡肉、烧沸后，改用文火煨炖至六成熟时，用干净消毒纱布，滤去花椒和生姜，再置火上，此时将枸杞子、菟丝子、肉苁蓉，以纱布袋装好，放入场内，继续煨炖，至牛、狗鞭炖烂为止。将二鞭捞出，切成细条，盛碗中，加入味精、食盐、猪油等各自喜爱的调料，冲入新熬的汤中即成。

〔功能主治〕兴阳起痿，益精补髓。用于肾虚精亏、阳痿不举、滑精早泄、性欲减退。

〔用法用量〕口服：每日早、晚喝1~2小勺，兑白酒冲服，切忌过量。

> ❗ 注意事项：做好的汤放入明凉冷处冷藏，以免变质。

🔵处方来源　《成都同仁堂药膳方》

生精灵药酒

〔处　　方〕红参15g • 鹿茸15g • 蛤蚧1对 • 韭菜子25g • 淫羊藿25g • 巴戟天25g • 生黄芪50g • 肉桂10g • 60°白酒1L

〔制　　法〕将上药与白酒一起置入容器中，密封浸泡15天后即可服用。

〔功能主治〕补肾壮阳，益气健脾。用于阳痿、早泄、无精子。

〔用法用量〕口服：每次服10~20ml，日服2~3次。

🔵处方来源　于芝伟经验方

〔附　　记〕用本药酒治疗725例，痊愈680例，有效25例，无效20例。

冬地酒

〔处　　方〕天冬60g·生地黄60g·熟地黄60g·地骨皮45g·菟丝子120g·肉苁蓉120g·怀山药60g·牛膝60g·杜仲（姜汁炒）60g·巴戟天60g·枸杞子60g·山萸肉60g·人参60g·白茯苓60g·五味子60g·木香60g·柏子仁60g·覆盆子45g·车前子45g·石菖蒲30g·蜀椒30g·远志30g·泽泻30g·白酒20L

〔制　　法〕将前23味捣碎或切成薄片，入布袋，置容器中，加入白酒，密封，浸泡7~12天后，过滤去渣，即成。

〔功能主治〕补肾填精，安神定志。用于肾虚精亏、中年阳痿。

〔用法用量〕口服：每次空腹服15~30ml，日服2次。

(处方来源) 《药酒验方选》

〔附　　记〕验之临床，确有良效。《百病中医药酒疗法》二冬二地酒，即本方加麦冬60g，余同上。主治肾虚精亏、中年阳痿、老人视物昏花、神志恍惚、腰膝酸软等症。

西汉古酒

〔处　　方〕鹿茸20g·续断（酒炙）20g·狗鞭（酒炙）95g·黄精200g·枸杞子100g·松子仁50g·柏子仁（去油）65g·蜂蜜250g·白酒5L

〔制　　法〕将前7味药粉碎或切成薄片，以白酒适量浸泡7天，然后用渗漉法收集流液；另取蜂蜜，炼至嫩蜜，待温，兑入渗漉液中，搅匀，静置，添加白酒至2.5L，贮存备用。

〔功能主治〕补益肾阳，强壮筋骨，养心安神，益气定喘。用于面色㿠白、腰酸肢冷、阳痿、遗精、心悸不宁、健忘不寐以及咳喘日久，气短无力、动则喘甚、汗出肢冷等症。

〔用法用量〕口服：每次服25~50ml，日服2次。

> ❗ 注意事项：凡邪热内伏及阴虚火旺者忌服。孕妇慎用，感冒时停服。

(处方来源) 《卫生药品标准》

〔附　　记〕此药酒，用治早泄、效果亦佳。

| 回兴酒 | 〔处　　方〕合欢花50g • 八月札100g • 蜈蚣20条 • 石菖蒲60g • 生枣仁60g • 人参100g • 红花80g • 丹参120g • 肉桂50g • 菟丝子150g • 韭菜100g • 蛇床子100g • 巴戟天100g • 肉苁蓉100g • 淫羊藿120g • 枸杞子100g • 蜀椒50g • 罂粟壳100g • 鸡睾丸300g • 雄蚕蛾60g • 高粱白酒20L |

〔制　　法〕上述药物除鸡睾丸外均与酒混合装入搪瓷罐中，放入大锅里隔水炖煮至沸，取出放冷后投鸡睾丸，密封，埋地下一尺许，夏春季窖7天，秋冬季窖14天，过滤，压榨药渣取汁，分装瓶内，密封备用（亦可采用常规浸去）。

〔功能主治〕补肾壮阳，活血化瘀，益气养血。用于治疗阳痿。

〔用法用量〕口服：每次服30～40ml，一日3次，空腹时服，也可佐餐服用，连服2个月为一疗程。

> **！** 注意事项：服此药酒期间停服其他一切药物，阴虚阳亢者忌服，遇感冒发烧或传染性、感染性疾病时勿服。

处方来源　《中医研究》

| 回春酒Ⅱ | 〔处　　方〕淫羊藿600g • 当归120g • 五加皮120g • 茯苓120g • 地骨皮120g • 苍术120g • 熟地黄60g • 杜仲60g • 生地黄60g • 天冬60g • 红花60g • 牛膝60g • 肉苁蓉30g • 制附片30g • 甘草30g • 花椒30g • 丁香15g • 木香15g • 糯米180g • 小麦粉1kg • 蔗糖2.4kg • 白酒20L |

〔制　　法〕先将丁香、木香共研为细末，过筛；余16味药粉碎为粗粉，再将糯米和小麦粉混匀，加水蒸熟。即将白酒与上述药末及发热的糯米，小麦粉共置缸内，拌匀，静置6个月以上，加热炖至酒沸，密封，静置10天，取上清液，加入蔗糖，溶解后，过滤，即成。

〔功能主治〕滋阴补阳，培元固本，调养气血。用于肾阳不足，气血虚损引起的精神倦怠、阳衰、精冷、腰膝酸软、食欲不振及病后体弱者。

〔用法用量〕口服：每次服15～30ml，日服2次。

处方来源 《药酒汇编》

男宝药酒

〔处　　方〕狗肾1只 • 驴肾1只 • 海马1只 • 人参20g • 仙茅20g • 鹿茸5g • 白酒3L

〔制　　法〕狗肾、驴肾用酒浸透后切片，其余药材粉碎成粗粉，均装入纱布袋里，扎口，白酒浸泡。14天后取出药袋，压榨取液。并将药液与药酒混合，静置，过滤后即得。

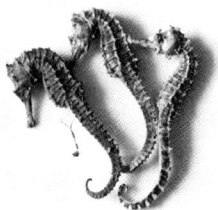

〔功能主治〕壮阳补肾。用于肾阳不足，阳痿早泄。

〔用法用量〕口服：每次服20ml，日服1～2次。

⚠ 注意事项：阴虚火旺者忌服。

处方来源 《药酒汇编》

延寿酒Ⅳ

〔处　　方〕山术（土炒）30g • 青皮30g • 生地黄30g • 厚朴（姜汁炒）30g • 杜仲（姜汁炒）30g • 补骨脂（微炒）30g • 广陈皮（去净白）30g • 蜀椒30g • 食盐15g • 黑豆（微炒）60g • 巴戟肉30g • 白茯苓30g • 小茴香30g • 肉苁蓉30g • 高粱酒3L

〔制　　法〕将前14味粗碎或切成薄片，入布袋，置容器中，加入白酒，密封浸泡7～10天后，过滤去渣，即成。

〔功能主治〕益肾健脾，助阳逐寒，理气化痰。用于脾肾两虚、阳痿及女子经水不调、赤白带下。

〔用法用量〕口服：每次空腹温服10～20ml，每日早、晚各1次。

> ❗ 注意事项：忌食牛、马肉。孕妇忌服。

> （处方来源） 《中国医学大辞典》

羊肾酒Ⅰ

〔处　　方〕生羊肾1对•沙苑子（隔纸微炒）60g•龙眼肉60g•淫羊藿60g•仙茅60g•薏苡仁60g•白酒5L

〔制　　法〕将羊肾洗净、切碎，余药捣碎，同置容器中，加入烧酒，密封，浸泡7天后，过滤去渣，即成。

〔功能主治〕补肾壮阳。用于阳虚体弱、筋骨不健、步履乏力、阳事不兴（阳痿）、宫冷不孕、腰膝酸冷、婚后无嗣等症。

〔用法用量〕口服：每次服10～15ml，日服2次，或随时随量饮之。勿醉。

> （处方来源） 《新编经验方》

〔附　　记〕《中国医学大辞典》方去薏苡仁，加玉米，余同上。验之临床，本药酒用治上述各症，坚持服用，效果甚佳。

壮阳酒

〔处　　方〕蛤蚧尾1对•海狗肾2只•肉苁蓉40g•菟丝子20g•狗脊20g•枸杞子20g•人参20g•当归15g•山茱萸30g•白酒2L

〔制　　法〕先将海狗肾用酒浸透后切片，再将余药粉碎成粗粉，并装入纱布袋里，扎口，白酒浸泡。14天后取出药袋，压榨取液，再将药液与药酒混合，静置，过滤即得。

〔功能主治〕补肾填精，峻补命门。用于阳痿早泄、梦遗滑精、畏寒肢冷、四肢无力、腰膝酸软。

〔用法用量〕口服：每次服10～20ml，日服1～2次。

> ❗ 注意事项：阴虚阳亢者忌服。

处方来源 《南郑医案选》

〔附　　记〕不宜多饮，贵在坚持。如缺海狗肾，可用黄狗肾代替。

兴阳谐性回春酒

〔处　　方〕合欢皮150g・菟丝子150g・枸杞子100g・蛇床子100g・韭菜子100g・淫羊藿100g・肉苁蓉100g・罂粟壳75g・蜈蚣2条・石菖蒲50g・巴戟天50g・蜀椒30g・雄蚕蛾30g（无蚕蛾可用红蜻蜓代之）・鸡睾丸500g・高粱白酒5L

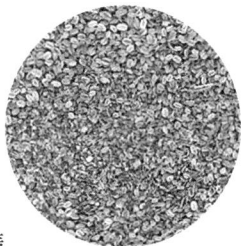

〔制　　法〕将上14味药与白酒一起装入搪瓷罐中，放入大锅里隔水炖煮至沸取出，放冷后投入鸡睾丸密封，埋地下，夏春季窖3～7天，秋季冬窖10～14天后取出，过滤压榨药渣取汁，混合，分装瓶内，密封备用。

〔功能主治〕疏肝达郁，补肾兴阳，消愁提神。用于男子阳痿、早泄、性欲淡漠、女子阴冷、性快感高潮障碍、男女不育不孕症等。

〔用法用量〕口服：每次空腹服25ml，日服3次。

处方来源 曹思亮经验方

〔附　　记〕用本药酒治疗170例，治愈145例，好转25例，总有效率为100%。

红参海马酒

〔处　　方〕红参30g・淫羊藿30g・菟丝子30g・肉苁蓉30g・海马15g・鹿茸9g・海狗肾（炙）1对・韭菜子60g・白酒2L

〔制　　法〕将前8味捣碎或切成薄片，置容器中，加入白酒，密封，浸泡7天，即成。

〔功能主治〕补肾壮阳。用于阳痿不举、腰膝酸软、精神倦怠等症。

〔用法用量〕口服：每天晚临卧前服30ml。

处方来源 《药酒汇编》

阳威酒

〔处　　方〕淫羊藿50g·熟地黄60g·肉苁蓉30g·菟丝子50g·补骨脂50g·何首乌60g·巴戟天30g·蛤蚧1对·白酒5L

〔制　　法〕将上药入布袋，置容器中，加入白酒，密封、浸泡12天后即成。

〔功能主治〕补肾益精，温阳起痿。治疗肾阳不足的阳痿。

〔用法用量〕口服：每次服20ml，每日服2次。

　　处方来源　《北京中医药大学学报》

助阳酒

〔处　　方〕党参15g·熟地黄15g·枸杞子15g·沙苑子10g·淫羊藿10g·母丁香10g·远志4g·沉香4g·荔枝肉20g·白酒1L

〔制　　法〕将前9味捣碎或切成薄片，入布袋，置容器中，加入白酒，密封，浸泡3天后放热水中煮15分钟，再放冷水中去火毒，过3周后，过滤去渣，即成。

〔功能主治〕益肾健脾，壮阳宁心。用于阳痿不举。

〔用法用量〕口服：每次服15~30ml，每日早、晚各服1次。

　　处方来源　《验方新编》

〔附　　记〕验之临床，连服效佳。

补精益志酒Ⅱ

〔处　　方〕熟地黄120g·全当归150g·川芎45g·杜仲45g·白茯苓45g·甘草30g·金樱子30g·淫羊藿30g·石斛90g·白酒6L

〔制　　法〕将前9味捣碎或切成薄片，入布袋，置容器中，加入白酒，密封，浸泡7~14天后，过滤去渣，即成。

〔功能主治〕滋阴壮阳，活血通络。用于肾虚阳痿、腰膝酸软、形体消瘦、面色苍老、饮食欠佳。

〔用法用量〕口服：每次空腹服15~30ml，每日早晚各服1次。

　　处方来源　《药酒验方选》

补肾回春壮阳酒

〔处　　方〕生地黄20g•熟地黄20g•龟板胶10g•黄狗肾1对•鹿角胶10g•海龙10g•海马10g•蛤蚧1对•山茱萸18g•山药30g•茯神15g•菟丝子20g•金樱子20g•益智仁18g•制杜仲20g•牛膝15g•五味子10g•枸杞子20g•鹿茸10g•覆盆子20g•锁阳15g•酸枣仁15g•何首乌20g•女贞子20g•旱莲草20g•当归18g•川芎15g•紫梢花15g•白酒5L

〔制　　法〕将上28味药切成薄片入布袋，置容器中，加入白酒，密封，浸泡14天后即成。

〔功能主治〕补肾壮阳。用于治疗阳痿。

〔用法用量〕口服：每日饮2次，每次饮量视患者酒量及体质状况酌定。1个月为一疗程。一般饮1~3个月。

（处方来源）　《湖南中医杂志》

〔附　　记〕有医院以本酒治疗阳痿64例，近期治愈24例，显效20例，有效16例，总显效率68.75%，总有效率94.75%。

补肾延寿酒Ⅰ

〔处　　方〕制杜仲10g•川芎16g•石斛40g•当归40g•菟丝子48g•泽泻12g•熟地黄12g•淫羊藿12g•白酒1L

〔制　　法〕将前8味粗碎或切成薄片，入布袋，置容器中，加入白酒，密封每日振摇1次，浸泡14天后，去药袋，过滤去渣，备用。

〔功能主治〕益肝肾，补精血，助阳起痿。用于早衰、阳痿、腰膝酸痛。

〔用法用量〕口服：每次服20ml，日服2次。

（处方来源）　《药酒汇编》

灵脾金樱酒

〔处　　方〕淫羊藿120g•金樱子500g•当归60g•菟丝子60g•补骨脂60g•巴戟天30g•小茴香30g•川芎30g•牛膝30g•肉桂30g•杜仲30g•沉香15g•白酒10L

〔制　　法〕将前12味切碎或切成薄片，入布袋，置容器中，加入白酒，加盖后隔水加热约1小时，取下密封，浸泡7天后，过滤去渣，即成。

〔功能主治〕补肾壮阳，固精，养血，强筋骨。用于腰膝无力、下无虚冷、行走无力、阳痿遗精等症。

〔用法用量〕口服：每次服15～30ml，日服2次。

处方来源　《药酒汇编》

青松龄药酒

〔处　　方〕红参须60g ● 红花125g ● 淫羊藿250g ● 熟地黄500g ● 鞭胶50g ● 枸杞子250g ● 芦丁粗品10g ● 鹿茸粉17g ● 睾丸粗粉225g ●（牛羊睾丸）蔗糖1000g ● 白酒15L

〔制　　法〕将前9味切成薄片，置容器中，加入白酒和蔗糖，密封，浸泡7天后，过滤去渣，备用。

〔功能主治〕益气养血，生精壮阳。用于阳痿不育、阴虚盗汗。

〔用法用量〕口服：饭前服20ml，每日早、晚各服1次。

❗ 注意事项：妇女忌服。

处方来源　《新编中成药》

〔附　　记〕验之临床，连取效佳。

建慧阳痿酒

〔处　　方〕制附子30g ● 生黄芪60g ● 蜈蚣50条 ● 三七30g ● 绞股蓝100g ● 低度酒2L

〔制　　法〕上药浸入低度酒中7天。

〔功能主治〕益气助阳，活血通络。用于治疗阳痿。

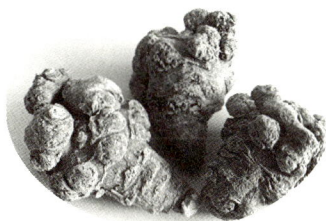

〔用法用量〕口服：每次服20～40ml，每日2次（或视酒量而定）。

处方来源　《中医学报》

参杞酒 I

〔处　　方〕枸杞子汁100ml•生地黄汁100ml•麦冬汁60ml•人参20g•杏仁30g•白茯苓30g•低度白酒1.5L

〔制　　法〕将后3味粗碎或切成薄片，与前3味药汁同置容器中，加入白酒，密封，浸泡7天后，过滤去渣，即成。

〔功能主治〕滋肾阴，益精血。用于肾虚精亏，阳痿不起，耳聋目昏，面色无华。

〔用法用量〕口服：每次饭前温服10～15ml，每日早、晚各服1次。

处方来源　《百病中医药酒疗法》

〔附　　记〕此药酒主要用于肾阴虚为主之阳痿。坚持服用，效果甚佳。

参茸酒 II

〔处　　方〕红参25g•鹿茸25g•当归25g•龙骨25g•五味子25g•怀山药25g•茯苓25g•远志25g•制附子25g•怀牛膝50g•肉苁蓉50g•黄芪50g•熟地黄50g•菟丝子75g•红曲13g•蔗糖1kg•白酒5L

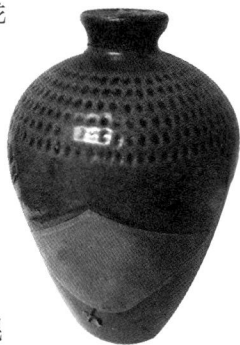

〔制　　法〕将前15味粉碎或切成薄片，与红酒混匀，以白酒作溶剂，先用适量白酒浸渍2天以上，再按每分钟1～3ml的速度渗入，合并渗漉液与压榨液，加入蔗糖，搅拌溶解后，密封静置滤过，加白酒使成1L，贮存备用。

〔功能主治〕温肾壮阳，益精养血。用于面色㿠白、眩晕健忘、形寒肢冷、精神不振、腰膝酸软、阳痿、遗精、妇女宫寒、舌质淡苔白、脉沉细无力。

〔用法用量〕口服：每次服10～15ml，日服2次。

❗ 注意事项：凡阴盛火旺者忌服。感冒时暂停饮用。

处方来源　《浙江省药品标准》

钟乳酒Ⅱ

〔处　　方〕钟乳粉（研细）90g・炮附子60g・当归60g・前胡60g・人参60g・煅牡蛎60g・生姜60g・生枳实60g・炙甘草60g・五味子90g・怀山药90g・石斛30g・桂心30g・菟丝子120g・干地黄150g・白酒8L

〔制　　法〕将前15味粗碎或切成薄片，入布袋。置容器中，加入白酒，密封，浸泡3～7天后，过滤去渣，即成。

〔功能主治〕补脾肾，益精血，收敛固精。用于阳痿不起、遗沥清精。

〔用法用量〕口服：每次服15～30ml，日服2次，或随时随量饮服，勿醉。

处方来源　明・《奇效良方》

复方栀茶酒

〔处　　方〕山栀根皮50g・果仁50g・蛇床子30g・淫羊藿30g・红花3g・干地龙10g・冰糖90～120g・米酒1.5L

〔制　　法〕将前6味捣成细末，置容器中，加入米酒和冰糖，密封，浸泡7日后，过滤去渣，即成。

〔功能主治〕清热祛风，补肾助阳。用于阳痿。

〔用法用量〕口服：每次服20～25ml，每日早、晚各服1次。

处方来源　《中医药信息》

〔附　　记〕肾阳虚明显者加制附片、肉桂、巴戟天、鹿茸少许；阴虚明显者加木瓜、山萸肉、桑椹等。经治1～3个月总有效率为91.2%。

振阳灵药酒

〔处　　方〕黄芪20g・枸杞子20g・淫羊藿15g・蛇床子15g・阳起石15g・菟丝子15g・益智仁10g・蜈蚣10条・海狗肾1具・黄酒500ml・白酒500ml

〔制　　法〕将药物切成薄片与酒一并置入容器中，密封浸泡10天后即可服用。

〔功能主治〕补肾壮阳。用于阳痿。

〔用法用量〕口服：每日早、晚各服1次，每次服25ml。20日为1个疗程。

处方来源 李保安经验方

〔附　　记〕用本药酒治疗24例（年龄在25～47岁之间，病程0.5～2年），
服药酒1个疗程治愈者6例，2个疗程治愈者12例，3个疗程
治愈者5例，无效1例。治愈者中爱人怀孕生育者3人。

海龙酒

〔处　　方〕海龙50g•丹参50g•菟丝子50g•羊肾（炒烫）50g•海
马20g•丁香10g•豆蔻20g•甘草20g•玉竹20g•大
枣200g•狗脊（去毛）200g•人参（去芦）30g•当归
10g•白芍10g•牡丹皮10g•泽泻10g•石斛10g•桑寄
生100g•小茴香（盐炒）10g•鹿茸（去毛）10g•黄芪
100g•熟地黄40g•蔗糖1500g•高粱白酒10L

〔制　　法〕除大枣外，余下21味药共研末（人参单独粉碎）或切成
薄片，与高粱白酒共置适宜容器中，搅拌溶解，密闭静置
5～7天，即得。

〔功能主治〕补肾益精。用于腰膝酸软、倦怠无力、健忘失眠、阳痿、
滑精、风湿痹痛。

〔用法用量〕口服：每日早、晚各服1次，每次服30～50ml。

> ❗ 注意事项：凡阴虚火旺者不宜服用；孕妇忌服。

处方来源 《临床验方集》

〔附　　记〕本药酒助阳力强，凡阴虚火旺者不宜服用。海龙有催产作
用，故孕妇应当忌服。

黄芪杜仲酒Ⅰ

〔处　　方〕黄芪30g•桂心30g•制附子30g•山茱萸30g•石楠
30g•白茯苓30g•萆薢45g•防风45g•杜仲45g•牛膝
60g•石斛60g•肉苁蓉（炙）60g•白酒5L

〔制　　法〕将前12味研为粗末或切成薄片，入布袋，置容器中，加入
白酒，密封，浸泡3～5天后，过滤去渣，即成。

〔功能主治〕温阳补肾。用于肾阳虚损、气怯神疲、腰膝冷痛、阳痿、滑精。

〔用法用量〕口服：每于食前温服1~2杯（约15~30ml）。

〔处方来源〕 宋·《太平圣惠方》

〔附　　记〕验之临床，常服效佳。

菟虾酒

〔处　　方〕菟丝子120g•明虾120g•桃核仁60g•柏子仁60g•炒巴戟天60g•骨碎补60g•枸杞子60g•杜仲60g•川续断60g•牛膝60g•朱砂60g•白酒10L

〔制　　法〕将前10味加工使碎或切成薄片，朱砂研细末，共入布袋，置容器中，加入白酒，置文火上煮沸（先用武火后用文火），约90分钟后取下待冷，加盖密封，浸泡5天后，过滤去渣，贮瓶备用。

〔功能主治〕补肝肾，壮阳，强筋骨，通血脉。用于阳痿、遗精、耳鸣、尿频、目眩及腰背酸痛，足膝痿软，关节不利，筋骨疼痛，行动困难，食欲缺乏，心神不宁，多梦易惊等症。

〔用法用量〕口服：每次服10~20ml，日服2次。

〔处方来源〕 《药酒汇编》

麻雀药酒

〔处　　方〕麻雀12只•蛇床子60g•淫羊藿60g•冰糖100g•米酒1.5L

〔制　　法〕先将麻雀去毛及内脏，文火烤香，与后3味同入酒坛，加米酒，密封浸泡30天后即成。

〔功能主治〕壮阳暖肾，补益精髓，强腰健身。用于肾虚阳痿早泄、精气清冷、性欲减退、小腹不温、小便清长、腰膝酸软、耳鸣等症。

〔用法用量〕口服：每次服20~30ml，日服2~3次。

〔处方来源〕 《民间百病良方》

鹿茸枸杞酒

〔处　方〕鹿茸2g • 枸杞子60g • 红参10g • 海马3g • 高粱酒1.5L

〔制　法〕将前4味切成薄片，置容器中，加入白酒，密封，浸泡28天后，过滤去渣，即成。

〔功能主治〕补肾阳，益精血，强筋壮骨。用于阳痿不举、精神疲乏、腰膝酸软。

〔用法用量〕口服：每晚临睡前温服20ml。

处方来源　《民间百病良方》

〔附　记〕此药酒还可用于治疗早泄、宫冷不孕，小便频数、头晕耳聋等症，效果亦佳。

琼浆药酒

〔处　方〕鹿茸30g • 龙眼肉30g • 人参
60g • 川附片60g • 黄精
60g（酒炙）• 冬虫夏草
60g • 当归60g • 佛手
60g • 驴肾60g • 陈皮
90g • 狗脊120g（砂烫去
毛）• 枸杞子120g • 补骨脂（盐
水制）120g • 金樱肉120g • 韭菜子120g • 淫羊藿120g
（羊油制）• 怀牛膝120g • 灵芝120g • 麻雀头30g • 红糖
3kg • 红曲240g • 白蜜5kg • 45°白酒20L

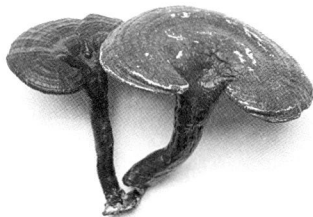

〔制　法〕将前19味药放置洁净容器内，装上回流罐，另取白酒，分别放入白酒8L、7L、5L。加入红曲兑色，每次均加热至酒沸半小时后，放去药液、将残渣压榨，榨出液与3次浸出液合并，混匀，置罐内，混匀，储存1个月，静置，分装即得。

〔功能主治〕滋补气血，助阳益肾。用于肾阳虚损、精血耗伤、气血虚弱、体质虚弱、神情倦怠、腰酸腿软、四肢无力、手足不温、精神不振、阳痿不举、肾衰寒气、遗精早泄、阴囊湿冷、妇女白带清稀等症。

〔用法用量〕口服：每次服9～15ml，日服2～3次。

!　注意事项：阴虚阳亢者忌服。

处方来源　《中药制剂汇编》

〔附　　记〕验之临床，用治上述各症，坚持服用，每收良效。

楮　　〔处　　方〕楮实子（微妙）100g • 鹿茸（涂酥炙去毛）10g • 制附子
实　　　　　　　50g • 川牛膝50g • 巴戟天50g • 石斛50g • 炮姜30g • 肉
助　　　　　　　桂30g • 大枣60g • 白酒（白酒）2L
阳　　〔制　　法〕将前9味捣碎或切成薄片。入布袋，置容器中，加入白酒，
酒　　　　　　　密封、浸泡8天后，过滤去渣，即成。
　　　　〔功能主治〕温补脾肾，壮阳逐寒。用于肾阳虚损、阳痿滑泄、脾胃虚
　　　　　　　　　寒、面色无华。
　　　　〔用法用量〕口服：每次空腹温服10ml，每日早、晚各服1次。

处方来源　《百病中医药酒疗法》

〔附　　记〕阳痿之证，肾阳虚者十之八九。本药酒专为肾阳虚阳痿而
　　　　　　　设，故用之多效。

填　　〔处　　方〕当归60g • 白芍60g • 熟地黄60g • 党参60g • 白术
精　　　　　　　60g • 川芎60g • 茯苓60g • 黄芪60g • 甘草30g • 肉桂
补　　　　　　　30g • 白酒5L
肾　　〔制　　法〕将前10味捣碎或切成薄片，置容器中，加入白酒，密封，
酒　　　　　　　浸泡7天后，过滤去渣，贮瓶备用。
　　　　〔功能主治〕补肾益精，益气养血。用于阳事不振、老年血虚耳鸣、头
　　　　　　　　　晕、倦怠乏力。
　　　　〔用法用量〕口服：每次服10～20ml，每日早、晚各服1次。

处方来源　《张八卦外科新编》

第二节
遗精用药酒

一醉不老丹

〔处　　方〕莲心90g·生地黄90g·熟地黄90g·槐角90g·五加皮90g·没食子50g·白酒5L

〔制　　法〕将前6味用石臼杵碎，入布袋，置容器中，加入白酒，密封，浸泡10～30天后，取出药袋，滤过，即成。药渣晒干研细末（忌铁器研）。用大麦60g炒和，炼蜜为丸，每丸重9g，制成饼状，瓷坛贮存。每放一层药饼，即撒入一层薄荷细末，备用。

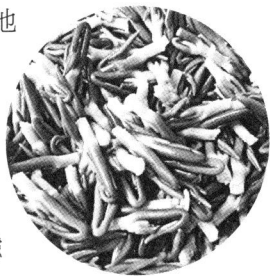

〔功能主治〕滋肾阴，益精血，祛风湿，涩肾精，乌须发。用于精血不足、肾精不固、滑泄遗精、须发早白、腰膝无力等。

〔用法用量〕口服：可视习惯，适量饮服。药饼可每次饭后嚼化数个，亦可用药酒送服。

> ❗ 注意事项：凡外感未愈或痰湿内盛者忌服。

处方来源　明·《扶寿精方》

内金酒

〔处　　方〕生鸡内金350g·白酒1.5L

〔制　　法〕将鸡内金洗刷干净，置洁净的瓦片上，用文火焙约30分钟。候成焦黄色取出，研细。备用。

〔功能主治〕消食健脾，除烦涩精。用于结核病患者遗精。

〔用法用量〕口服：每次服本散3.5g，用热蒸白酒15ml调和均匀后，用温开水送服。每日清晨及睡前各服1次。服至痊愈为止。

处方来源　《民间百病良方》

巴戟二子酒

〔处　　方〕巴戟天15g・菟丝子15g・覆盆子15g・米酒500ml

〔制　　法〕将前3味捣碎或切成薄片，置容器中，加入水酒，密封，浸泡7天后，过滤去渣、即成。

〔功能主治〕补肾涩精。用于精液异常、滑精、小便频数、腰膝冷痛等。

〔用法用量〕口服：每次服10～15ml，日服2次。

❗ 注意事项：凡阴虚火旺者忌服。

⟨处方来源⟩ 《药酒汇编》

地黄首乌酒Ⅱ

〔处　　方〕生地黄400g・何首乌500g・黄米2.5kg・酒曲100g

〔制　　法〕将上药煮取浓汁，同酒、米如常法酿酒，密封，春夏6天，秋冬7天即成。中有绿汁，此真精英，宜先饮之。滤汁收贮备用。

〔功能主治〕滋阴，养血，凉血，填精，乌发。用于阴虚骨蒸、烦热口渴、阴津耗伤、须发早白、热性出血症、肝肾精血亏损的遗精、带下、腰膝酸痛、肌肤粗糙、体力虚弱、生殖力低下。

〔用法用量〕口服：每次服10～20ml，日服3次。

❗ 注意事项：忌食生冷、炸食物及猪、马、牛、狗肉。

⟨处方来源⟩ 《百病中医药酒疗法》

百补酒

〔处　　方〕鹿角（蹄）120g・知母40g・党参30g・怀山药24g（炒）・茯苓24g・炙黄芪24g・枳实24g・枸杞子24g・菟丝子24g・金樱子24g・熟地黄24g・天冬24g・楮实子24g・牛膝18g・麦冬12g・黄柏12g・山萸肉6g・五味子6g・龙眼肉6g・蔗糖630g・白酒6L

〔制　　法〕将前19味切碎或切成薄片，置容器中，用白酒分2次密封浸泡，第1次30天，第2次15天，倾取上清液，滤过；另将蔗糖制成单糖浆，待温，缓缓兑入上述滤液中，搅匀，静置，滤过，贮存待用。

〔功能主治〕补气血，益肝肾，填精髓。用于身体虚弱、遗精、多汗、腰膝无力、头晕目眩等。

〔用法用量〕口服：每次服30~60ml，日服2次。

处方来源 《药酒汇编》

壮元补身酒

〔处　　方〕干地黄80g•枸杞子80g•肉苁蓉80g•山茱萸40g•怀山药40g•菟丝40g•女贞子40g•川续断（盐炒）40g•狗脊10g•白芍20g•蔗糖700g•30°白酒10L

〔制　　法〕将前10味粗碎，置容器中，加入白酒和蔗糖，密封，浸泡7天后，过滤去渣，即得。

〔功能主治〕养阴助阳，益肾填精。用于肾精不足、遗精、阳痿、早泄、女子白带、月经量少等。

〔用法用量〕口服：每次服30~50ml，日服2次。

处方来源 《药酒汇编》

参茸药酒

〔处　　方〕生黄芪620g•熟地黄300g•木通60g•广木香90g•菟丝子120g•淫羊藿120g•紫梢花60g•灯心草120g•巴戟肉120g•蛇床子120g•肉苁蓉120g•煅龙骨60g•车前子60g•马蔺子30g•荜澄茄30g•韭菜子60g•煅干漆90g•补骨脂90g•桑螵蛸60g•沙参60g•枸杞子560g•大茴香120g•煅牡蛎60g•全蝎60g•山萸肉120g（酒制）•海马15g•当归240g•萆薢60g•海龙30g•核桃仁150g•茯苓120g•青风藤120g•海风藤120g•川芎120g•木瓜120g•威灵仙120g•白术180g•白果180g•怀牛膝240g•红花240g•菊花240g•五加皮500g•广皮500g•片姜黄740g•人参1.5kg•独活60g•制川乌60g•制草乌60g•肉豆蔻

60g • 马蔺花30g • 远志80g • 玉竹2kg • 党参240g • 栀子1.5kg • 白蜜10kg • 阿胶6kg • 冰糖20kg • 白酒200L

2次兑入药物如下：鹿茸粉500g • 沉香粉36g • 蔻仁粉90g • 母丁香粉90g • 檀香粉120g • 公丁香粉60g • 砂仁粉60g • 肉桂粉60g

〔制　法〕先将白酒注入缸内，用栀子浸酒，视色适合后去渣，再将前53味药材用水熬汁（水煎2~3次），过滤去渣取药液（合并混合），进一步将药液熬成稀膏状，另化白蜜、阿胶、一起兑入酒中，再用水将冰糖溶化，兑入酒中，最后将2次兑入药物面浸入酒中，密封，冷浸数日即成。

〔功能主治〕温补肾阳，调和脏腑，祛风除湿，舒筋活络，益气活血，化瘀消胀，固肾涩精，功难尽述。用于阳虚寒盛、气血不足、脾胃气滞、内湿痹阻而出现的身体衰弱、筋骨痿软、腰膝疼痛、胸腹胀满、腹泻痞积、男子遗精、阳痿、妇女月经不调等症。

〔用法用量〕口服：每次服15ml，日服3次。

⚠ 注意事项：阴虚火旺者忌服。

处方来源 《清太医院配方》

〔附　记〕本药酒作用全面，阴阳互补，气血双调，祛邪与扶正并施。用治上述各症，确有较好的疗效。

参苓七味酒

〔处　方〕人参40g • 怀山药40g • 山萸肉30g • 五味子30g • 白术50g • 生姜20g • 山楂30g • 白酒2.5L

〔制　法〕将前7味捣碎或切成薄片，入布袋，置容器中，加入白酒，隔水以文火煮沸，取出待冷，密封，浸泡3天后开封，悬起药袋沥尽，再过滤去渣，贮瓶备用。亦可用白酒浸泡21天后去渣即成。

〔功能主治〕补脾益肾，补益气血。用于脾胃虚弱、食欲不振，肾虚遗精、肢冷、劳嗽气喘等症。

〔用法用量〕口服：每次饭后服15~20ml，每日早、晚各服5次。

〔处方来源〕 《回春药酒》

〔附　记〕如肾虚遗精明显者，方中山茱肉、五味子的用量可加倍使用。

钟乳酒Ⅲ

〔处　方〕胡麻仁100g・熟地黄120g・怀牛膝60g・五加皮60g・淫羊藿45g・肉桂30g・防风30g・钟乳75g・白酒7.5L

〔制　法〕先将胡麻仁置锅中，加水适量，煮至水将尽时取出捣烂，备用；再将钟乳用甘草汤浸3天，取出后浸入牛乳中2小时，再蒸约2小时，待牛乳完全倾出后，取出用温水淘洗干净研碎备用。其余6味加工使碎，与胡麻仁、钟乳同入布袋，置容器中，加入白酒，密封，浸泡14天后，过滤去渣，即成。

〔功能主治〕补肝肾，填骨髓，益气力，逐寒湿。用于头昏遗精、关节疼痛、畏寒肢冷等症。

〔用法用量〕口服：每次空腹温服10～15ml，日服2次。

〔处方来源〕 《药酒汇编》

首乌归地酒

〔处　方〕制首乌24g・当归12g・生地黄16g・黑芝麻仁12g・白酒500ml

〔制　法〕将前4味捣碎或切成薄片，入布袋，置容器中，加入白酒，隔水以文火煮数沸，取出待冷后，密封，浸泡7天后，过滤去渣，即成。

〔功能主治〕补肝肾、养精血、清热生津、乌发。用于阴虚血枯、腰膝酸痛、遗精、带下、须发早白等症。

〔用法用量〕口服：每次服200ml，日服2次。

❗ 注意事项：凡大便稀溏者忌服。

〔处方来源〕 《药酒汇编》

聚宝酒

〔处　　方〕熟地黄120g・五加皮120g・赤何首
乌120g・白何首乌120g・生地黄
240g・白茯苓60g・菊花60g・麦
冬60g・石菖蒲60g・黑果枸杞
60g・白术60g・当归60g・杜
仲60g・莲心30g・槐角30g・天冬
30g・苍耳子30g・肉苁蓉30g・人参30g・天麻30g・牛
膝30g・刺蒺藜30g・茅苍术45g・沉香15g・防风
15g・白酒12L

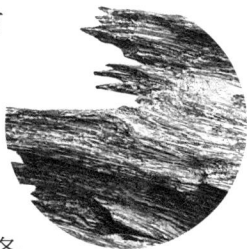

〔制　　法〕将前25味洗净，切片，入布袋，置瓷坛中，密封，浸泡
7～14天后，取出药袋，过滤去渣，即成。同时将药残渣
取出。曝干研细末，制成蜜丸如梧桐子大，备用。

〔功能主治〕补肝肾，健脾胃，祛风湿，壮筋骨，固精气，乌须发。用
于肝肾精血不足、气虚脾弱、筋骨不健出现的腰酸疼痛、
遗精、早泄、头晕耳鸣、须发早白、四肢无力、骨节疼
痛、饮食乏味，面色无华等。

〔用法用量〕口服：每次服15～30ml，每日3次。早上宜在五更时服
用，服后当再卧片刻。

> ⓘ 注意事项：忌食生冷、葱、蒜、萝卜和鱼。

处方来源　《济世良方》

〔附　　记〕平素体质偏于气阴不足者亦可服之，用之得之。有利于延
年益寿。

熙春酒Ⅰ

〔处　　方〕枸杞子150g・龙眼肉150g・女贞子150g・淫羊藿
150g・生地黄120g・绿豆120g・猪油400g・白酒5L

〔制　　法〕将前6味捣碎或切成薄片，入布袋，置容器中，加入白酒，
再将猪油在铁锅炼过，趁热倒入酒中，搅匀，密封，置于
阴凉干燥处，浸泡10天后，过滤去渣，即成。

〔功能主治〕益气血，强筋骨，泽肌肤，美毛发，润肺止咳，滋补肝
肾。用于肌肤粗糙、毛发枯萎、腰膝酸软、遗精、头晕目

眩、老年咳嗽、小便不利、腰腿疼痛等。

〔用法用量〕 口服：每次饭前服10～20ml，每日早、中、晚各服1次。

〔处方来源〕 《随息居饮食谱》

〔附　　记〕 验之临床，用治上述各症，坚持服用，效果甚佳。常服此
药酒，对面容憔悴效果亦好。

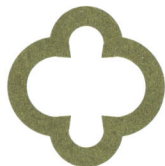

第三节
早泄用药酒

沙苑莲须酒

〔处　　方〕 沙苑子90g · 莲子须30g · 龙骨30g · 芡实20g · 白酒
500ml

〔制　　法〕 将前4味捣碎，入布袋，置容器中，加入白酒，密封，每
日振摇数下，浸泡14天后，过滤去渣，即成。

〔功能主治〕 补肾养肝，固精。用于早泄、遗精、腰膝酸痛。

〔用法用量〕 口服：每次服10～20ml，日服1次。

〔处方来源〕 《药酒汇编》

韭子酒

〔处　　方〕 韭子60g · 益智仁15g · 白酒500ml

〔制　　法〕 将前2味捣碎，置容器中，加入白
酒，密封，每日摇动数下，浸泡
7天，过滤去渣，即成。

〔功能主治〕 补肾助阳，收敛固涩。用于阳
痿、早泄、腰膝冷痛等症。

〔用法用量〕 口服：每次服10～15ml，日服2次。

〔处方来源〕 《民间百病良方》

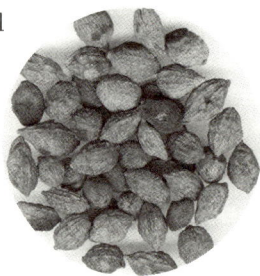

蛤蚧菟丝酒

〔处　　方〕蛤蚧1对 · 菟丝子30g · 淫羊藿30g · 龙骨20g · 金樱子20g · 沉香3g · 白酒2L

〔制　　法〕先将蛤蚧去掉头足，粗碎；其余5味加工捣碎，与蛤蚧一同入布袋，置容器中，加入白酒，密封，每口振摇数下，浸泡20天后，过滤去渣，即成。

〔功能主治〕补肾，壮阳，固精。用于阳痿、遗精、早泄、腰膝酸困、精神萎靡等。

〔用法用量〕口服：每次服15～30ml，日服2次，

〔处方来源〕《药酒汇编》

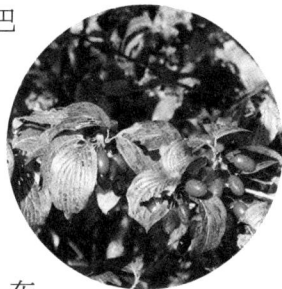

蛤鞭酒

〔处　　方〕蛤蚧1对 · 狗鞭1具 · 沉香4g · 巴戟天30g · 肉苁蓉30g · 枸杞子30g · 山茱萸120g · 蜂蜜100g · 白酒3L

〔制　　法〕先将蛤蚧去掉头足，粗碎；狗鞭酥炙，粗碎；余5味研为粗末或切成薄片，与蛤蚧、狗鞭同入布袋，置容器中，加入白酒，密封，每日振摇数下，浸泡21天后，过滤去渣，加入蜂蜜混匀，即成。

〔功能主治〕补肾壮阳。用于腰膝酸软，四肢不温、小腹发凉、行走无力，早泄、阳痿，精神萎靡，面色无华等症。

〔用法用量〕口服：每次服10～15ml，日服2次。

〔处方来源〕《药酒汇编》

雄蚕蛾酒

〔处　　方〕活雄蚕蛾300g · 白酒2L

〔制　　法〕取雄蚕蛾，在热锅上焙干，研细末，备用。

〔功能主治〕益阳助性，益精液，活精虫。用于早泄、肾虚阳病、滑精、不育症、精液量少、精虫活者少。

〔用法用量〕口服：每服药末3g，空腹时用白酒20ml冲服，日服2次。

连服半月以上。

处方来源 《民间百病良方》

锁阳苁蓉酒

〔处　　方〕锁阳60g • 肉苁蓉60g • 龙骨30g • 桑螵蛸40g • 杜仲20g • 白酒2.5L

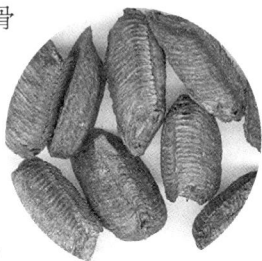

〔制　　法〕将前5味粗碎，入布袋，置容器中，加入白酒，密封，隔日摇动数下，浸泡5~7天后，过滤去渣，即成。

〔功能主治〕温阳，补肾，固精。用于早泄、阳痿、腰酸、小便清长等症。

〔用法用量〕口服：每次服10~20ml，日服2次。

处方来源 《药酒汇编》

参茸多鞭酒

〔处　　方〕鹿茸片18g • 红参15g • 砂仁10g • 杜仲炭15g • 淫羊藿（制）15g • 海马（制）15g • 巴戟天30g • 补骨脂（盐炒）25g • 韭菜子20g • 麻雀20g • 锁阳20g • 菟丝子（炒）12g • 石燕（煅）8g • 枸杞子15g • 熟地黄15g • 大青盐8g • 阳起石（煅）15g • 肉桂15g • 制附子15g • 硫黄（制）2g • 驴鞭（烫制）15g • 狗鞭（烫制）12g • 貂鞭（烫制）8g • 牛鞭（烫制）10g • 刺猬皮（烫制）12g • 川牛膝25g • 天冬25g • 地骨皮25g • 肉苁蓉（制）25g • 甘草12g • 丁香15g • 60°高粱酒5L • 白糖500g

〔制　　法〕先将麻雀去毛及内脏，用硫黄蒸熟，烘干，其余药材酌予碎断，与麻雀共投入加热罐中，加入高粱酒全淹浸药材为度，密封，80℃加热回流12小时，待自然降温后，取上清液；再加入适量白酒，按上述方法连续操作，至白酒无色，取白糖溶解后加入上述溶液中，再加高粱酒至总量为5L，充分搅拌均匀，静置，于−8～12℃冷却，滤过，即成。

〔功能主治〕补血生精，健脑培髓，滋阴壮阳。用于身体虚弱、贫血头晕、神经衰弱、腰酸背痛、阳虚气弱、阳痿早泄、女子不孕、肾亏等症。或精神疲惫、头晕耳鸣、失眠健忘、食欲不振等症。

〔用法用量〕口服：每次服10～15ml，日服3次。

❗ 注意事项：凡阴虚火旺者忌服。

处方来源 《药酒汇编》

〔附　记〕对贫血头晕、男子虚损阳痿遗精、女子不孕症兼见健忘者，颇为适宜。